湖北省培养紧缺技能人才开发项目系列教材

蕲艾保健灸疗

编审人员名单

主　编　韩善明　江　涛

副主编　李艳生　韩　进　田树林　王　曦

编　者　夏瑾燕　曾安康　王佳利　付小华　蒋洪军

　　　　胡庆华　张慧杰　韩江涛　唐义果　韩　吟

　　　　周　畅　王义杰　朱锦平　陈小英　骆百林

主　审　王启才

审　稿　王　剑

U0236052

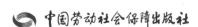
中国劳动社会保障出版社

图书在版编目（CIP）数据

蕲艾保健灸疗 / 湖北省人才事业发展中心组织编写 . –– 北京：中国劳动社会保障出版社，2022

湖北省培养紧缺技能人才开发项目系列教材

ISBN 978–7–5167–5450–4

Ⅰ. ①蕲… Ⅱ. ①湖… Ⅲ. ①艾灸 – 技术培训 – 教材 Ⅳ. ① R245.81

中国版本图书馆 CIP 数据核字（2022）第 099522 号

中国劳动社会保障出版社出版发行

（北京市惠新东街 1 号 邮政编码：100029）

*

三河市华骏印务包装有限公司印刷装订 新华书店经销

787 毫米 ×1092 毫米 16 开本 13.25 印张 242 千字

2022 年 7 月第 1 版 2024 年 3 月第 5 次印刷

定价：50.00 元

营销中心电话：400–606–6496

出版社网址：http://www.class.com.cn

序　言

　　"技术工人队伍是支撑中国制造、中国创造的重要力量。""工业强国都是技师技工的大国，我们要有很强的技术工人队伍。""大力弘扬劳模精神、劳动精神、工匠精神，激励更多劳动者特别是青年一代走技能成才、技能报国之路，培养更多高技能人才和大国工匠，为全面建设社会主义现代化国家提供有力人才保障。"党的十八大以来，习近平总书记始终高度重视关心技能人才，多次作出重要指示批示，在许多场合、多个会议反复强调要加强技能人才队伍建设，为做好新时代技能人才工作指明了方向、提供了遵循。时代需要高技能人才，时代呼唤更多高技能人才。

　　技术技能水平的提高是一个系统工程，好的教材对技术技能水平的提高至关重要。多年来，湖北省人力资源和社会保障厅围绕国家高技能人才振兴计划和技能人才培养创新项目，面向经济社会发展亟须紧缺职业（工种），组织开展品牌专业评审和精品教材开发，致力于服务技工教育和职业技能培训。

　　2021年，湖北省人力资源和社会保障厅组织全省技工院校骨干教师精心编写了湖北省培养紧缺技能人才开发项目系列教材。系列教材以推动构建"51020"现代产业体系为目标，涉及智能制造、汽车制造、大健康等重点产业，教材编写坚持需求导向，强化技能培训，借鉴学习了一体化课程教学改革理念，注重融入职业精神、工匠精神，旨在培养实用型技能人才，提升就业帮扶效率。

　　本系列教材的开发，是湖北省技工院校开展一体化课程教学改革的积极探索和有益尝试，是湖北省技工教育和职业培训最新教学成果的展示。期望教材的出版既能为技工院校在校师生提供内容先进、论述系统并适用于教学的参考书，也能成为广大技能人才知识更新与继续学习的参考资料。

2021 年 12 月

内容简介

本书由湖北省人才事业发展中心依据紧缺技能人才的培训需求，参照相关国家职业技能标准组织编写。本书从强化培养紧缺技能人才操作技能，提高掌握实用技术能力和水平的角度出发，较好地体现了本职业（岗位）当前最新的实用知识与操作技术，对于提高紧缺技能人才基本素质，掌握工作现场和工作岗位所必需的核心知识与技能有直接的帮助和指导作用。

本书从强化培养蕲艾保健灸疗人才操作技能，提高实用技术能力和水平的角度出发，编写内容主要包括蕲艾灸疗基础、蕲艾灸疗技能和蕲艾灸疗应用三个单元，分别介绍了蕲艾保健灸疗的基础理论知识、操作技能和灸疗保健应用，每单元后还附有单元测试题及答案，用于检验和巩固所学知识与技能。教材很好地体现了蕲艾保健灸疗当前最新的实用知识与操作技术，对于培养蕲艾保健灸疗人才基本素质，掌握蕲艾保健灸疗的核心知识与技能有直接的帮助和指导作用。

本书是蕲艾保健灸疗职业紧缺技能人才培训教材，也可供全国中高等职业院校相关专业师生及蕲艾保健灸疗从业人员就业培训使用。

目录
CONTENTS

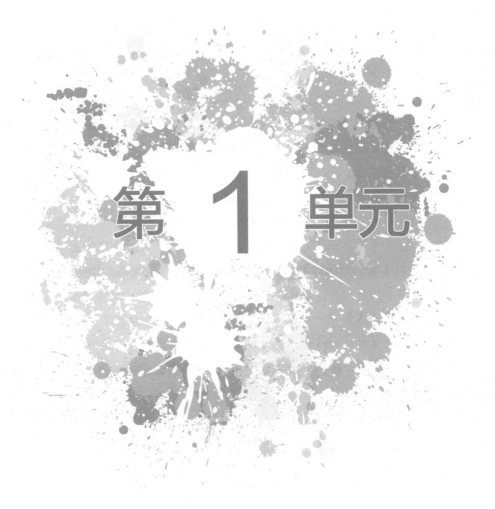

第 1 单元

蕲艾灸疗基础

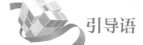

引导语

中医学是研究人类生命过程及疾病防治，具有浓郁中国文化特色的传统医学。它是我国劳动人民在掌握古代解剖学知识并长期积累诊治疾病经验的基础上，广泛吸纳社会科学、自然科学知识，并在古代哲学思想的影响下逐渐形成的。中医学的主要内容包括中医基础理论、中医诊断、方药、针灸、推拿、临床诊疗等。

中医学理论体系是关于中医的基本概念、基本原理和基本方法的科学知识体系，是以阴阳五行学说为指导思想，以藏象，经络，精、气、血、津液等理论为生理病理学基础，以整体观念和辨证论治为基本特点的独特医学理论体系。

蕲艾保健灸疗是中医针灸医学的重要组成部分，是中医防治疾病、保健养生的重要手段之一，其应用以中医基础理论为指导，因此，只有学好中医基础理论，才能更好地学习和应用灸疗。

本单元的内容介绍了中医学的基本特点，中医学的指导思想阴阳五行学说，中医基础理论的核心藏象学说，精、气、血、津液学说，还有灸疗应用基础知识经络与腧穴，体质和养生的理论及中医诊断学的基础知识。

培训目标

了解阴阳五行的概念及其在中医学中的应用，精、气、血、津液的概念及主要生理功能，以及四诊的主要内容

熟悉中医学的基本特点，脏腑的主要生理功能，经络系统的组成与生理功能，腧穴的定位方法及主治作用，以及养生学说的意义、原则和主要方法

掌握十二经脉的分布规律，常用腧穴的定位和主治，以及八纲辨证各证候的主要临床表现

能准确地对常用腧穴进行点穴，能对保健服务对象进行体质类型的判断和简单的八纲辨证分析

第1节 中医学的概念及基本特点

一、中医学的概念

中医学是中华民族的传统医学，是研究人类生命过程及疾病防治、养生保健和康复的综合性学科。中医学是以中国古代哲学阴阳五行学说为指导思想，以藏象学说等理论为基础，以整体观念和辨证论治为基本特点的医学理论体系。

二、中医学的基本特点

1. 整体观念

整体，是指完整性和统一性。整体观念，是中医学关于人体自身的完整性及人与自然、社会环境的统一性认识。

中医学认为人体是一个有机整体，构成人体的各部分在结构上是不可分割的，在功能上是相互协调、相互为用的，在病理上是相互影响的。同时，中医学也认识到人体与自然环境、社会环境的重要关系和相互影响，人类在能动地适应自然和改造自然的斗争中，维持着机体正常的生命活动。这种内外环境的统一性和机体自身完整性的思想，即为整体观念。它贯穿于中医学的生理、病理、诊法、辨证、养生、防治和康复等各个方面。其内容包括以下三个方面。

（1）人体是一个有机的整体

人体是由许多组织器官构成的，即脏腑、经络、肢体、孔窍和气血津液等，虽各有不同的生理功能，但都不是孤立的，而是相互联系的，从而形成了一个以五脏为中心，配合六腑，联系五体、五官九窍等的生理系统，并通过经络贯通内外上下，运行气血津液，滋养并调节各组织器官的活动。从而形成人对自身的有机的整体性认识，并体现于生理、病理和诊治等各个方面。

（2）人与自然环境的统一性

人与自然界存在着密切的关系。人类生活在自然界中，自然界存在着人类赖以生

3

存的必要条件。同时，自然界的变化，如季节气候、昼夜晨昏、地理环境等不同，直接或间接地影响着机体，而机体则相应地产生反应，其中属于生理范围内的，即是生理的适应性；超越了生理范围的，即是病理性反应。由于人与自然界存在着既对立又统一的关系，所以因时、因地、因人制宜，也就成为中医治疗学上的重要原则。

（3）人与社会环境的统一性

人生活在复杂的社会环境中，生命活动受到社会环境的影响，因而在生理上可表现为其身心机能和体质特点存在一定差异。在病理上，剧烈、骤然变化的社会环境可破坏原有生理和心理的协调和稳定，进而引发某些身心疾病或使原有疾病恶化。

2. 辨证论治

（1）病、证、症的概念

病，即疾病，是指有特定病因、发病形式、病机、发展规律和转归的完整的病理过程，反映了某一疾病全过程的总体属性。

证，即证候，是指机体在疾病发展过程中某一阶段各种病理现象的总的概括，包括疾病的病因、病位、性质和邪正盛衰等内容，能反映出疾病发展过程中某一阶段病理变化的本质，是中医学确定治法、处方，并遣药施技的依据。

症，是症状和体征的总称，是疾病具体的临床表现。症状是病人主观上的不适、痛苦或异常感觉，如发热、恶心、头痛、失眠等；体征是疾病呈现于外的客观征象，如面色、肿块、舌象、脉象、体态等。

（2）辨证论治的概念

辨证论治，也叫辨证施治，是中医学认识和处治疾病的基本原则。辨证，就是将"四诊"所收集的资料，通过分析、综合，辨清疾病的病因、病性、病位以及邪正之间的关系，然后概括、判断为某种性质的证候的思维过程。论治，是根据辨证的结果，确定相应的治疗原则和方法。辨证和论治是诊疗疾病过程中相互联系、不可分割的两部分，辨证是治疗疾病的前提和依据，论治是治疗疾病的手段和方法。

所谓"同病异治"，是指同一种疾病，由于发病时间、地区以及患者机体的反应不同，或处于不同的发展阶段，表现出的证不同，因而治法各异。"异病同治"，是指不同的疾病，在其发展过程中，由于出现了相同的证，因而采取同一方法治疗。

第 2 节　阴阳五行学说

一、阴阳学说

1. 阴阳的基本概念

阴阳是对自然界相互关联的某些事物或现象对立双方属性的概括。阴阳既可代表相互对立的事物或现象，如天为阳、地为阴，日为阳、月为阴，火为阳、水为阴，白天为阳、夜晚为阴，暑为阳、寒为阴；又可以代表同一事物内部互相对立的两个方面，如上为阳、下为阴，山之南为阳、山之北为阴，物体外部为阳、物体内部为阴等。阴和阳的本意是指日光的向背，以向日为阳，背日为阴。由于日光的向背首先体现在光线的明暗方面，故认为"阳，明也，阴，暗也"。向阳则热，背阳则寒，故寒热分阴阳。后来逐渐引申，一般来说，相对运动的、外向的、上升的、温热的、无形的、明亮的、兴奋的都属于阳，相对静止的、内守的、下降的、寒冷的、有形的、晦暗的、抑制的都属于阴。

2. 阴阳的相互关系

（1）对立制约

阴阳的对立制约有两层含义，一是对立，是指任何事物或现象都存在着阴和阳两个方面，其属性是相反的，如寒与热、动与静、升与降、水与火等。二是制约，是指属性相反的阴阳，共处于一个统一体之中，存在着相互制约和运动，表现出动态平衡的关系。以寒与热为例，寒必然制约着热，热必然制约着寒，春夏阳气上升，抑制了寒凉之气，因而春夏温热；秋冬阴气上升，抑制了温热之气，因而秋冬寒冷。

（2）互根互用

阴阳的互根互用，是指相互对立的阴阳双方具有相互依存、相互为用的关系。其有两层含义，一是指阴阳之间互为其根、相互依存，任何一方都不能脱离对方而单独存在。如天为阳，地为阴，没有天也就无所谓地；上为阳，下为阴，没有上也就无所谓下；昼为阳，夜为阴，没有昼也就无所谓夜。所以说阳依存于阴，阴依存于阳，任何一方都以对方为自己存在的前提，失去一方，就不存在另一方。二是阴阳在相互依存的基础上相互为用。以气与血为例，气属阳，主动；血属阴，主静。气能推动血液循经而行、周流全身，血的生成有赖于气的化生功能。气必须依附于血，才不至于涣散不收而无所归，血能载气并不断为气的功能活动提供物质基础，使其不断得到营养，气才能发挥其功能活动。所以，两者是相互依存、相互为用的。

（3）交感互藏

阴阳交感，是指阴阳二气在运动中相互感应而交合，亦即相互发生作用。阴阳交感是宇宙万物赖以生成和变化的根源。

在自然界，天之阳气下降，地之阴气上升，阴阳二气交感，形成云雾、雷电、雨露，从而化生出万物，在阳光雨露的滋润下，万物才得以成长。如果没有了阴阳二气的交感运动，也就没有了自然界和生命。所以，阴阳交感是生命产生的基本条件。

阴阳互藏，是指阴阳双方中的任何一方都蕴含着另一方，阴中有阳，阳中有阴。宇宙中的任何事物都含有阴与阳两种属性不同的成分，属阳的事物含有阴性成分，属阴的事物也寓有属阳的成分。一般地说，表示事物属性的成分占有较大的比例，并呈显现状态。而蕴涵于事物或现象中不得显露的成分所占比例较少，它虽不能代表事物的属性，但却有非常重要的调控作用。

（4）消长平衡

阴阳消长是指自然界一切事物或现象互相对立的两个方面不断运动变化，一直处于此消彼长、此长彼消的运动变化之中。阴阳之间的消长关系在一定限度内保持着动态平衡，以维持事物的正常发展和变化，即所谓"消长平衡"。阴阳消长的运动形式大体可分为两类，一是"阴消阳长"或"阳消阴长"。比如气候的变化，从冬至春及夏，气候从寒冷逐渐转暖变热；由夏至秋及冬，气候由炎热逐渐转凉变寒。又如昼夜变化，从子夜到中午，阳气渐盛，人体的生理功能逐渐由抑制转向兴奋，即阴消阳长；而从中午到子夜，阳气渐衰，则人体的生理功能由兴奋逐渐变为抑制，这就是阳消阴长。二是"阴阳皆长"或"阴阳皆消"。以人体的气血关系为例，气为阳，血为阴，气能生血，气虚则影响血的化生，甚至出现血虚，表现为气血两虚，这就是"阴阳皆消"；如气血两虚的病人及时服用补气药，使其气盛，则生血充足，进而气血两旺，这就是"阴阳皆长"。人体只有处在阴阳消长的运动中，才能维持正常的生命活动。

（5）相互转化

阴阳相互转化，是指对立的阴阳双方在一定的条件下，可以各自向其相反方向转化。即阴可以转化为阳，阳也可以转化为阴。阴阳转化一般都是在事物发展到了极点而走向它的反面时发生的。如果说"阴阳消长"是一个量变过程的话，那么"阴阳转化"则是在量变基础上的质变。阴阳的转化必须具有一定的条件，一般都表现在事物变化的"重"或"极"。如《黄帝内经·素问·阴阳应象大论》中说："重阴必阳，重阳必阴""寒极生热，热极生寒"。这里的"重"和"极"就是促进转化的条件，阴有了"重"这个条件，就会转化为阳；寒在"极"的条件下，就会转化为热。在这里，条件是重要的，没有一定的条件，便不能转化。在疾病的发展过程中，由阳转阴、由阴转阳的变化经常可以见到。如某些急性热病，由于热毒极盛，大量耗伤机体元气，在持续高热的情况下，可突然出现体温下降、面色苍白、四肢厥冷、脉微欲绝等阳气暴脱的危象，这种病证变化即是由阳证转化为阴证。

3. 阴阳学说在中医学中的应用

（1）说明人体的组织结构

人体是一个统一的有机整体，人体的五脏六腑、组织器官等，根据其所在的部位、形态、功能，都可以用阴阳来划分。就大体部位来说，上为阳、下为阴，体表为阳、体内为阴，背为阳、腹为阴。就体内的脏腑来说，六腑属阳、五脏属阴。五脏之中又可分阴阳，心肺位于上部（胸腔）属阳，脾肝肾位于下部（腹腔）属阴。脏器本身也可分阴阳，如心有心阴、心阳，肾有肾阴、肾阳等。

（2）说明人体的生理功能

人体的正常生命活动是阴阳双方对立统一协调的结果，这种状态称为阴阳平衡。人体由阴精和阳气构成。组织结构和精、气、血、津液等物质属阴，生理功能属阳。人体的生理功能是以物质为基础的，没有精、气、血、津液等物质，就无从产生生理功能；而生理功能活动既消耗了一定的物质，又不断地化生和补充新的物质，以达到人体的动态平衡，保持人体的正常生命活动。故《黄帝内经·素问·生气通天论》中讲："阴平阳秘，精神乃治。"

（3）说明人体的病理变化

1）阴阳偏胜：包括阴偏胜和阳偏胜，是阴或阳的一方过于亢盛的病理状态。阴偏胜，多指阴邪偏胜，由于阴邪的性质和致病特点为寒，故"阴胜则寒"，即阴邪偏盛则表现为实寒证。阳偏胜，多指阳邪偏胜，由于阳邪的性质和致病特点为热，故"阳胜则热"，即阳邪亢盛则表现为实热证。

2）阴阳偏衰：包括阴偏衰和阳偏衰，是阴或阳的一方不足，低于正常水平的病理状态。阴偏衰是指阴液不足，即阴虚，阴虚无力制阳，故"阴虚则热"。阳偏衰是指阳气不足，即阳虚，阳虚不能制阴，故"阳虚则寒"。阴阳偏衰分别表现出虚热证和虚寒证。

3）阴阳互损：是从人体的阳气和阴精的互根互用关系，来说明阴或阳不足出现的病理状态。机体的阳气或阴精中任何一方虚损到一定程度，都会导致另一方面的不足。如阳虚到一定程度时，无力化生阴精，进而出现阴精亏虚，即先阳虚后致阴虚的临床表现，称为"阳损及阴"。同理，阴虚到一定程度时，因阴精不能滋养阳气，进而导致阳气亦虚，即先阴虚后致阳虚的临床表现，称为"阴损及阳"。不论"阴损及阳"还是"阳损及阴"，最后都会出现"阴阳俱损"或"阴阳两虚"的病理变化。

（4）用于疾病的诊断

由于疾病发生的根本原因是机体的阴阳失调，尽管疾病的临床表现错综复杂、千变万化，但从基本性质来看，都可以用阴和阳两大类来概括。如《黄帝内经·素问·阴阳应象大论》说："善诊者，察色按脉，先别阴阳。"意思是，正确的诊断是把疾病所表现出来的症状和体征，如面色、声息、舌象、脉象等按阴阳的属性进行归类，例如面色鲜明者属阳，晦暗者属阴；声音洪亮者属阳，低微者属阴；舌红绛者属阳，淡白者属阴等。在临床辨证中，首先要辨清疾病为阴证还是阳证，才能抓住疾病的本质，然后再辨别是表证、里证、寒证、热证、虚证、实证。

（5）用于疾病的治疗

治疗疾病的根本原则就是调整阴阳，补其不足，损其有余，即"虚者补之""实者泻之"，促使阴阳恢复相对平衡。如《黄帝内经·素问·至真要大论》说："谨察阴阳所在而调之，以平为期。"如阴阳偏衰者应当补其虚，阴偏衰用补阴药补其阴津的亏少，阳偏衰则用补阳药补其阳气的不足。阴阳偏盛者应当泻其实，阴盛者，用温热药祛其寒，即"寒者热之"；阳盛者，用寒凉药泻其热，即"热者寒之"。

二、五行学说

1. 五行的概念

所谓五行，"五"是指具有木、火、土、金、水五种基本性质的物质；"行"是指五种物质的运动和变化；"五行"即指具有木、火、土、金、水五种性质的物质及其运动变化。五行学说是我国古代的哲学思想，是运用木、火、土、金、水五种物质的性质对宇宙间各种事物和现象进行归类，并说明其运动变化规律及其相互关系的理论。

2. 五行的特性及事物属性的五行归类

（1）五行的特性

1）木的特性："木曰曲直"，是指树木具有弯曲或挺直向上、向外生长的特征。因而，引申为生长、升发、条达、舒畅的特性，凡是具有这类特性的事物或现象，都归属于木。

2）火的特性："火曰炎上"，是指火具有向上、温热、升腾的特性。因而，引申为具有温热、升腾等性质和作用的事物或现象，均归属于火。

3）土的特性："土爱稼穑"，是指土是播种、养育和收获农作物的载体。因而，引申为具有生化、承载、受纳性质和作用的事物或现象，均归属于土。

4）金的特性："金曰从革"，"从革"是变革的意思，引申为具有肃杀、沉降、收敛、清洁等性质和作用的事物或现象，均归属于金。

5）水的特性："水曰润下"，是指水有滋润、下行的特性，引申为凡是具有寒凉、滋润、向下、闭藏等性质和作用的事物或现象，均归属于水。

（2）事物属性的五行归类

自然界有关事物、现象和人体的五行属性归类见表1-1。

表 1-1　　　　　　　　　　　自然界有关事物、现象和人体的五行属性归类表

五行	自然界						人体				
	五味	五色	五化	五气	五方	五季	五脏	六腑（除三焦外）	五体	五官	五志
木	酸	青	生	风	东	春	肝	胆	筋	目	怒
火	苦	赤	长	暑	南	夏	心	小肠	脉	舌	喜
土	甘	黄	化	湿	中	长夏	脾	胃	肉	口	思
金	辛	白	收	燥	西	秋	肺	大肠	皮	鼻	悲
水	咸	黑	藏	寒	北	冬	肾	膀胱	骨	耳	恐

3. 五行的相互关系

（1）五行的相生相克

相生：有相互滋生、助长、促进之意。五行相生是指五行之间有相互滋生、相互促进的关系。古人在实践中发现，水能使草木生长，称水生木；草木能燃烧，故曰木生火；草木燃烧后的灰烬化为土，故称火生土；土中蕴藏着金属，叫作土生金；金属又能熔化成液体，所以叫金生水。于是，总结出五行相生的规律为：水生木，木生火，火生土，土生金，金生水，每一行都有"生我"和"我生"两个方面的关系，这种关系即母子关系，"生我"者为母，"我生"者为子。以木为例，"生我"者为水，故水为木之母；"我生"者为火，故火为木之子。以此类推。

相克：有相互克制、制约、抑制之意。五行相克是指五行之间有相互制约的关系。古人发现，草木生长在土地上，有防止水土流失的作用；土石能修筑河堤，以控制水的流向；水能熄灭燃烧的火焰；火能熔化金属，使其从固态变为液态，铸造各种器具；金属工具可伐木并将其加工成各种木器，于是，总结出五行相克的规律为：木克土，土克水，水克火，火克金，金克木。每一行都有"克我"和"我克"两个方面的关系，也就是所胜与所不胜的关系。"克我"者，为我所不胜，"我克"者，为我所胜。以火为例，"克我"者为水，故水为火所不胜；"我克"者为金，故金为火所胜。以此类推。五行生克规律示意图如图1-1所示。

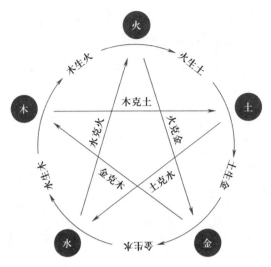

图 1-1　五行生克规律示意图

（2）五行的相乘相侮

相乘：乘，有乘虚侵袭之意。相乘即相克太过，亦即五行中的某一行对被克的一行克制太过，其顺序与相克相同。相乘的条件有二：一是主乘方过于强盛，二是被乘方过于虚弱。正常状态下木能克土，如木过于亢盛，而金又不能正常地克制木时，木就会过度地克土，使土更虚，这就是木乘土。

相侮：侮，即欺侮，有恃强凌弱、反克为害之意。相侮即五行中的某一行本身太过，使克它的一行无法制约它，反而被它所克制，所以称为反克或反侮。例如，在正常情况下水克火，但当水太少或火过盛时，水不但不能克火，反而会被火烧干，即火反克或反侮水。五行相乘相侮的关系可以说明事物的异常状态。

4. 五行学说在中医学中的应用

（1）说明五脏的生理功能及其与自然界的联系

按五行学说的分类方法，将五脏归属于五行，配合六腑、五体、五官、五志，并与自然界的五季、五方、五色、五味横向联系，从而使人体内外形成一个统一的整体。如肝能使人体内气的升降出入顺畅，其性与草木升发、条达特性类似，故肝属木，配胆，主疏泄，主筋，开窍于目，其华在爪，如春应东方，其色为青，其味在酸（见表 1-1）。

（2）说明五脏之间的相互关系

用五行的相生理论，可说明五脏相互滋生的关系。如肝藏血以充养心血，即木生火；心阳温煦脾阳以使脾运得健，即火生土；脾运化的水谷精气充养肺气，即土生金；肺主肃降，通调水道，以助肾主水，即金生水；肾藏精以滋养肝血，即水生木。

用五行相克的理论，可说明五脏间的相互制约关系。如肝主疏泄以防脾运壅滞，即木克土；脾运化水液以防止肾水泛滥，即土克水；肾水上济心阴以防心火偏亢，即水克火；心阳的温煦能防止肺的清肃太过，即火克金；肺的清肃下降能制约肝的升发太过，即金克木。通过五脏间的生克制化，以维持人体内环境的相对平衡。

（3）说明五脏病变的相互影响

五脏病变的相互影响，称为传变。

1）按相生关系的传变：包括母病及子、子病累母两个方面。母病及子，是指疾病顺着五行相生的次序，由母脏传给子脏，如肾与肝，肾属水为母，肝属木为子，临床上常见因房劳过度，肾中阴精不足，不能滋助肝血而导致肝肾阴虚、肝阳上亢的病证，就属于母病及子。子病累母，是指疾病逆着五行相生次序，由子脏传给母脏。如肝属木为母，心属火为子，临床常见的由心血不足，导致肝血亏虚的心肝血虚证就属于子病累母。

2）按相克关系的传变：包括相乘和相侮两个方面。相乘，是指五行中的某一行的过度克制的病理状态。如肝属木，脾属土，按五行相克规律，木克土。肝为主克脏，脾为被克脏，当肝过于强盛或脾过于虚弱时，临床常出现肝气犯脾（木旺乘土）和脾虚肝乘（土虚木乘）的病证。相侮，是指逆着五行相克次序，被克一方对主克一方出现反向制约的病理关系。如肺属金，肝属木，按五行相克规律，金克木。肺为主克脏，正常状态下，肺的肃降功能制约肝的升发太过，即金克木。当肝火亢盛时，肺金不仅无力制约肝木，反而遭到肝火反克，出现肝火犯肺证，即木火刑金，也称木反侮金。

（4）用于疾病的诊断

五行学说在诊断上的应用，主要是根据五脏、五色、五味以及脉象变化在五行分类归属中的联系，来推断病情并做出诊断。如面见青色，喜食酸味，脉见弦象，可以诊断为肝病；面见赤色，口味苦，脉象洪，是心火亢盛之病。若脾虚病人，而面见青色，为木乘土，是肝气犯脾；心脏病人，而面见黑色，为水乘火，是肾水上凌于心所致等。

（5）用于疾病的治疗

1）控制疾病的传变。临床治疗疾病时除有针对性地对患病脏腑进行治疗外，还要根据其传变规律，治疗其他脏腑，并在生克乘侮的理论指导下，依据传变规律，调整其他脏腑，防止疾病传变。如《难经·七十七难》的"见肝之病，则知肝当传之于脾，故先实其脾气"。意即看到肝脏发生病变后，就应知道会影响脾的运化功能，这种传变即肝木乘脾土，如果在传变之前采取措施健脾，使"脾旺不受邪"，这种传变就不会发生。

2）确定治则治法

①根据五行相生规律确定治则治法。遵循两个原则，补母原则和泻子原则。补母

原则，即虚则补其母。母子两脏虚弱，除补子脏之虚外，同时还要依据五行相生的次序，重在补其母脏。如肝肾阴虚证，除补肝阴外，重在滋补肾阴，称为滋水涵木。

泻子原则，即实则泻其子。母子两脏盛实，应依五行相生之理，除泻母脏之实外，重在泻其子脏。如心肝火盛之证，在泻肝火的同时，重在泻心火。

②根据五行相克规律确定治则治法。遵循两个原则，抑强原则和扶弱原则。抑强原则，用于相克太过引起的相乘和相侮，对强盛之脏加以抑制。如肝气横逆，乘脾犯胃，出现肝脾不调、肝胃不和之证，称为"木旺乘土"，治疗应以疏肝平肝为主；又如木克土，若土气壅滞或脾胃湿热，不但不受木之所克，反而侮木，致使肝气不得疏达，称为"土壅木郁"，治疗应以运脾除湿为主。抑其强者，则其弱者机能自然易于恢复。

扶弱原则，用于相克不及引起的相乘和相侮，对虚弱之脏加以扶持。如脾胃虚弱，肝气乘虚而入，导致肝脾不和之证，称为"土虚木乘"或"土虚木贼"，治疗应以健脾益气为主；又如土克水，但由于脾气虚弱，不仅不能制水，反遭肾水反克而出现水湿泛滥之证，称为"土虚水侮"，治疗应以健脾为主。扶助弱者，加强其力量，可以恢复脏腑的正常功能。

第3节　藏象学说

一、藏象学说的基本概念

藏指藏于躯体内的脏腑组织器官。象指表现于外部的生理功能和病理现象。"藏象"指藏于体内的脏器及其表现于外的生理、病理现象。藏象学说是研究人体各脏腑形态结构、生理功能、病理变化及其相互关系的学说。藏象学说的主要理论基础是以五脏为中心的整体观，即五脏一体观。藏象学说是中医基础理论的核心，它贯穿于中医学的解剖、生理、病理、诊断、治疗、方药、预防、康复、养生等各个方面，在中医理论体系中占有十分重要的地位。

脏腑是人体内脏的总称。根据脏腑生理功能和形态结构的不同，分为五脏、六腑、奇恒之腑三大类。五脏是心、肺、脾、肝、肾的合称，其共同的生理功能是化生和贮藏精、气、血、津液等精微物质；六腑是胆、胃、小肠、大肠、膀胱、三焦的合称，其共同的生理功能是受纳和消化饮食、吸收和输布津液、排泄糟粕；奇恒之腑是脑、髓、骨、脉、胆、女子胞的合称，奇恒就是不同于平常的意思，因为它们在生理上藏精气类似于五脏，在形态上中空类似于六腑，故称之为奇恒之腑。

二、脏腑

1. 五脏

（1）心

心位于胸腔，横膈之上，有心包护卫于外。心五行属火，通于夏气。《黄帝内经·素问·灵兰秘典论》将其称为"君主之官"，其主要生理功能是主血脉和主神志等。

1）主血脉。包括主血和主脉两个方面。全身的血都在脉中运行，依赖于心气的推动而输送到全身，发挥其濡养的作用。脉，即脉管，为血之府。脉是血液运行的通道，脉道的通利与否直接影响着血液能否正常运行。心功能正常，则心脏搏动如常，脉象

13

和缓有力，节律调匀，面色红润光泽。

2）主神志。即心主神明，又称心藏神。神有广义和狭义之分。广义的神，是指人体生命活动的外在表现，如整个人体的形象以及面色、眼神、言语、应答、肢体活动、姿态等；狭义的神，是指人的精神、意识、思维活动。心主神志是指心有统率全身脏腑、经络、形体、官窍的生理活动和主司精神、意识、思维和情志等心理活动的功能。故说心为"五脏六腑之大主""所以任物者谓之心"。

3）汗为心之液。汗，是人体津液经过阳气的蒸化，从汗孔排出的液体。由于汗为津液所化生，血与津液又同出一源，均为水谷精气所化生，故有"血汗同源"之说，而心主血，所以又有"汗为心之液"之称。汗与心的这种内在联系具有一定的临床意义，如心气虚损，则可见自汗；心的阳气暴脱，即可见大汗淋漓等。反之，汗出过多，也可损伤心之阳气。

4）在体合脉，其华在面。在体合脉，是指全身的血脉统属于心。其华在面，是说心的生理功能正常与否，可以反映于面部的色泽变化。华，是荣华、光彩之意。中医学认为，五脏精气的盛衰，均可以显现于与之相通应的某些体表组织器官上，称为五华。由于心主血脉，人体面部的血脉分布极为丰富，全身气血皆可上注于面，因此，心脏气血的盛衰可从面部的颜色和光泽上反映出来，故称心"其华在面"。

5）开窍于舌。窍，即孔窍。心开窍于舌，是因为手少阴心经之别络系于舌本，心气通于舌，舌为心之外候。舌的主要功能是主司味觉，表达语言。舌的味觉功能和语言表达能力，有赖于心主血脉和心主神志的生理功能，如果心的功能正常，则舌体柔软、红润，味觉灵敏，语言流利。

（2）肺

肺，位居胸中，左右各一，与心同居膈上，上连气管，开窍于鼻，与自然界大气直接相通。因其覆盖着其他脏腑，在五脏六腑中位置最高，故称"华盖"，与大肠、皮毛、鼻等构成肺系统。肺在五行属金，为阳中之阴脏，主要生理功能有主气司呼吸，主宣发肃降，通调水道等。

1）主气司呼吸。肺主气包括两个方面，即主呼吸之气和主一身之气。

①肺主呼吸之气，是指肺吸入自然界的清气，呼出体内的浊气，是体内外气体交换的场所。

②肺主一身之气体现在两个方面。一是宗气的生成。宗气的生成主要由肺吸入之清气与脾胃运化之水谷精气相结合而成。因此，肺的呼吸功能健全与否，直接影响着宗气的生成，同时也影响着全身之气的生成。二是对全身气机的调节作用。肺的呼吸调匀是气的生成和气机调畅的根本条件，对全身之气的升降出入运动起着重要的调节作用。

2）主宣发肃降。宣发，即宣通和发散之意，肺主宣发也就是肺具有向上升宣和向外布散的生理功能。肃降，即清肃下降之意，肺主肃降也就是肺具有向下通降和使呼吸道保持洁净的生理功能。

肺主宣发的功能主要体现在三个方面。一是排出浊气，完成气体交换。二是将脾所转输的津液和水谷精微布散到全身，外达于皮毛。三是宣发卫气，调节腠理之开阖，将代谢后的津液化为汗液排出体外。肺主肃降的功能主要体现在三个方面。一是吸入自然界的清气。二是将吸入的清气及由脾转输于肺的津液和水谷精微向下布散于全身，还可将代谢后的浊水下输膀胱生成尿液排出体外，也有利于大肠传导糟粕。三是肃清呼吸道异物，保持其洁净通畅。

3）通调水道。通，即疏通；调，即调节；水道，是水液运行和排泄的通道。肺主通调水道，是指肺的宣发和肃降对人体水液代谢具有疏通和调节作用。通过肺的宣发，不仅能将津液和水谷精微布散到全身，而且还能通过汗孔的开合调节汗液的排泄。同时，肺的呼气还可带走一部分水分。通过肺的肃降，既可使津液向下布散，又能将多余的水液经肾和膀胱生成尿液排出于外，从而保持水液代谢的正常运行。故有"肺为水之上源""肺主行水"之说。

4）肺朝百脉，主治节。朝，即朝会、聚会的意思。肺朝百脉，是指全身的血液都通过百脉聚会于肺，通过肺的呼吸进行体内外清浊之气的交换，然后再将富含清气的血液通过百脉输送到全身，因此，心主血脉的功能需要肺的协调。肺主气司呼吸，能将吸入的清气与脾胃运化而来的水谷精气结合而生成"宗气"，起到贯通心脉以推动血液运行的作用。

治节，即治理和调节。肺主治节，是指肺具有辅佐心脏，从而对全身进行治理调节的作用。肺的治节作用主要体现在四个方面。一是治理和调节呼吸功能。二是治理和调节全身的气机运动。三是辅助心脏，推动和调节血液运行。四是治理和调节津液的输布、运行和排泄。

5）在体合皮，其华在毛。皮毛，包括皮肤、汗腺、毫毛等组织，为一身之表，依赖卫气和津液的温润滋养。肺具有宣发卫气和津液以温润皮毛的功能。肺的功能正常，则皮肤致密，毫毛滋润而光泽，抵御外邪的能力就强；若肺气虚弱，则肌表失于温养，皮毛可出现憔悴枯槁，抗御外邪侵袭的能力低下，易感外邪而发病。

6）开窍于鼻。鼻与喉相通而连于肺，鼻和喉都是呼吸的门户，肺通过鼻窍与外界直接相通，故有"鼻为肺之窍""喉为肺之门户"的说法。鼻的主要生理功能包括通气和嗅觉，均依赖于肺气的作用。肺气和则呼吸通利，嗅觉灵敏。由于肺开窍于鼻而与喉直接相通，所以外邪侵袭也常从口鼻而入，导致肺的病变，并可见鼻塞、流涕、喷嚏、喉痒、喉痛、音哑或失声等症状。

（3）脾

脾位于中焦，在横膈之下的腹腔内，与胃、肉、唇、口等构成脾系统。脾在五行属土，为阴中之至阴，主要生理功能有主运化、主统血、主升清等，为气血生化之源，有"后天之本"之称。

1）主运化。运，即转运、输送；化，即消化、吸收。脾主运化，指脾具有将水谷化为精微，并将精微物质吸收转输至全身各脏腑组织的功能，包括运化水谷和运化水液两个方面。

运化水谷，是指脾具有对食物进行消化、吸收和输布水谷精微以营养全身的作用，所以前人有"脾为后天之本""气血生化之源"的说法。脾的运化功能强健，称为"脾气健运"。只有脾气健运，机体的消化吸收功能才能健全。反之，若脾失健运，则机体的消化吸收功能出现障碍，可见腹胀、便溏、食欲不振，甚至倦怠、消瘦以及气血不足等病理变化。

运化水液，是指脾具有对水液进行吸收、转输和布散的功能。脾运化水液的功能正常，既能使体内各组织得到水液的充分濡润，又不致使水湿过多而形成湿、痰、饮等病理产物。如果脾运化水液的功能减退，水湿停留于体内，则可形成水湿、痰饮等，引起喘咳、腹泻、水肿等病证。

2）主统血。统，是统摄、控制的意思。脾主统血，指脾具有统摄、控制血液，使之在经脉中运行而不溢于脉外的功能。

脾统血的功能有赖于脾气的固摄作用。如果脾气健旺，不仅血之生化有源，而且气的统摄作用能使血液不致溢出脉外。如果脾气虚弱，统血无权，则血失制约而溢出脉外，导致各种出血的病证，如便血、尿血、皮下出血，妇女月经过多、崩漏等，称为"脾不统血"。

3）主升清。升，指上升；清，指水谷精微等营养物质。脾主升清的功能体现在两个方面。一是能将水谷精微等营养物质上输于头目、心肺，并通过心肺的作用化赤生血，以滋养清窍，营养全身。若脾不升清，就会出现倦怠乏力、头目眩晕、腹胀、泄泻等症状。二是能维持人体内脏位置的相对恒定。如果脾气虚损，不能升清反而下陷，则可导致人体内脏下垂，如胃下垂、子宫脱垂、脱肛等症状，称为"脾气下陷"或"中气下陷"。

4）在体合肉，主四肢。人体肌肉、四肢，均需要脾胃运化来的水谷精微的充养，故说脾在体合肉，主四肢，又称脾主肌肉、四肢。只有脾气健运，气血生化有源，才能肌肉丰满、四肢轻劲、灵活有力。若脾失健运，气血化源不足，肌肉失养，可致肌肉消瘦、四肢乏力，甚至萎废不用。

5）开窍于口，其华在唇。口，即口腔。脾开窍于口，是说饮食、口味与脾的运化功能密切相关。只有脾气健运，才能食欲旺盛、口味正常。若脾失健运，则不仅会食欲不振，还会出现口味异常，如口淡乏味、口腻、口甜等。口唇的肌肉由脾所主，口唇的色泽、形态可以反映出脾的功能正常与否，所以说脾其华在唇。若脾气健运、气血充盈，则口唇红润而有光泽。若脾失健运、气血化源不充，则口唇淡白无华。

（4）肝

肝位于腹部，横膈之下，右胁之内。肝主疏泄、主藏血，与胆、目、筋、爪等构成肝系统。在五行中属木，五脏中为阴中之阳。

1）主疏泄。疏，即疏通；泄，即发泄、升发。肝主疏泄，是指肝气具有疏通气机，使之畅达的功能。气机，即气的运动。人体各组织器官的生理活动依赖气的运动，而肝的疏泄功能对于气机的调畅起着重要的作用。肝的疏泄功能主要表现在促进血液运行和津液代谢，促进脾胃运化和胆汁分泌排泄，调畅情志活动，通调排精与排卵。

2）主藏血。肝藏血，是指肝具有贮藏血液、调节血流量和防止出血的生理功能。藏血的生理意义有涵养肝气，调节血量，濡养肝及筋、目，为经血之源及防止出血五个方面。肝主疏泄，其用属阳，又主藏血，其体属阴，故有"肝体阴而用阳"之说。若肝藏血的功能失常，可出现两种病理变化。一是肝血不足，表现为血虚失养的病理变化，症见两目干涩、头昏眼花、夜盲、筋脉拘急、肢体麻木、屈伸不利，以及妇女月经量少、闭经等。二是肝不藏血，表现为出血的病理变化，如吐血、衄血、月经过多、崩漏等。

3）在体合筋，其华在爪。筋，即筋膜、经筋，附着于骨而聚于关节，是连接关节、肌肉的组织。筋主运动，有赖于肝血的滋养，肝血充足，筋膜得到充分的濡养，才能强健有力，肢体才能活动自如。

爪，即爪甲，包括指甲和趾甲，乃筋之延续，故有"爪为筋之余"之称。爪甲的荣枯可反映肝血的盛衰。若肝血充足，爪甲即坚韧明亮、红润光泽。

4）开窍于目。目，又称"精明"，是视觉器官，具有视物的功能。肝的经脉上连于目系（眼球连系于脑的部位），而目能视有赖于肝血濡养和肝的疏泄。所以，肝的功能正常与否可反映在目上。如肝血不足、目失所养，则见两目干涩，视物不清或夜盲；肝火上炎，则见目赤肿痛；肝风内动，则目斜上视等。

（5）肾

肾位于腰部脊柱两侧，左右各一。肾藏精，主生长、发育与生殖，主水液，主纳气等。与膀胱、骨、髓、脑、发、耳等构成肾系统。在五行中属水，在五脏阴阳中为阴中之阴。

1）藏精，主生长、发育与生殖。肾藏精是指肾具有贮存、封藏精气的生理功能。精是构成人体和维持人体生命活动的基本物质。而肾对精的封藏主要是不使精无故流

17

失，并不断为其充盈，使之在体内能充分发挥其应有的生理效应，以促进人体的生长、发育与生殖。

肾藏精，精化气。肾精所化之气称为肾气，肾中精气的生理功能可概括为肾阴和肾阳两个方面。肾阴，又称元阴、真阴、真水，为人体阴液的根本，对机体各脏腑组织起着滋养和濡润的作用。肾阳，又称元阳、真阳、真火，为人体阳气的根本，对机体各脏腑起着推动、温煦的作用。如果肾阴和肾阳的动态平衡遭到破坏，就会出现肾阴虚、肾阳虚的病理变化。

2）主水液。肾主水液是指肾具有主持和调节全身水液代谢的功能。主要体现在两个方面。一是对参与水液代谢的脏腑的促进作用。如肺的宣发肃降、通调水道，脾的运化水液等。二是对尿液的生成、贮藏和排泄的作用。如果肾的气化失常，开阖失度，就会引起水液代谢障碍。若阖多开少，可引起尿少、水肿等症状；若开多阖少，可引起小便清长、尿频量多等症状。

3）主纳气。纳，即受纳、摄纳的意思。肾主纳气是指肾具有摄纳肺吸入的清气，调节呼吸的生理功能。人的呼吸虽然由肺主司，但肺吸入的清气必须下达及肾，由肾来摄纳，这样才能保持呼吸畅通、平稳、调匀和深沉。正常的呼吸运动是肺肾之间相互协调的结果。如果肾的纳气功能减退，摄纳无权，则肺气上浮而不能下行，即出现呼吸表浅、呼多吸少、动则气喘、呼吸困难等症状，临床称为"肾不纳气"。

4）在体合骨，生髓通脑，其华在发。肾主藏精，而精能生髓、髓能养骨，故称"肾主骨"。因此肾精充足，则骨髓生化有源，骨骼得到骨髓的充分滋养而坚固有力。肾精亏损，则骨失髓养，可见骨骼脆弱无力，小儿则见生长发育迟缓。

髓有骨髓、脊髓和脑髓之分，均由肾中精气所化生。脊髓上通于脑，脑为髓聚之处，故称"脑为髓之海"。脑髓有赖于肾精的充养。肾精充足，则脑髓充盛，表现为精力充沛、思维敏捷、耳聪目明。肾精亏虚，则髓海不充，脑失所养，小儿可见智力低下，甚至痴呆，成人可见神疲倦怠、思维迟钝、记忆衰减、耳鸣目眩等。

"齿为骨之余"是说牙齿是骨的外延部分。齿与骨同源，牙齿也是由肾中精气所充养，因此牙齿的生长与脱落与肾中精气的盛衰密切相关。肾中精气充沛，则牙齿坚固而不易脱落；肾中精气不足，则牙齿易于松动，甚至脱落，小儿则见牙齿生长迟缓。

发，即头发。肾其华在发，是指肾中精气的盛衰可以从头发上反映出来。因为发的生长有赖于精血的充盛，精足则血旺，血旺则毛发浓密乌黑而有光泽。若肾中精气不足，则发失所养，可见毛发稀少脱落，变白或枯黄，失去光泽。故有"发为血之余""发为肾之外候"的说法。

5）开窍于耳及二阴。肾精可以充养脑髓，肾中精气充足，髓海得养，则听觉灵敏。肾中精气虚衰，髓海空虚，耳窍失养，则见听力减退，耳鸣、耳聋。老年人肾中精气自然衰减，脑海空虚，多见耳聋失聪。

二阴，即前阴和后阴。前阴具有排尿及生殖机能。尿液的排泄虽由膀胱所主，但须依赖肾的气化才能完成。肾的气化功能失常，则可见排尿困难、尿少、尿闭；肾的封藏不固，则可见尿频、遗尿、尿失禁。肾藏精，主生长、发育与生殖，故肾封藏失职可导致生殖机能障碍，男子可见精少、遗精、阳痿，女子可见月事不调、不孕等。后阴即肛门，其功能是排泄大便。粪便的排泄是大肠传化糟粕的生理功能，但亦与肾的气化功能有关。如肾阳不足，脾失温运，可见泄泻或便秘；肾阴不足，大肠失润，可见大便秘结不通；肾虚，封藏不固，可见久泻滑脱等。

2. 六腑

六腑的共同生理功能是传化物而不藏，实而不能满。故有六腑以通为用、以降为顺之说。突出强调"通""降"二字，若通和降太过或不及，均属病态。

（1）胆

胆附于肝，与肝互为表里，是中空的囊状器官，内藏胆汁。因其为中空器官，且胆汁有助于消化，故为六腑之一，又因其内藏精汁（即胆汁），与五脏功能相似，而与六腑运化水谷、传导糟粕有别，故又属奇恒之腑。胆的生理功能如下。

1）贮藏和排泄胆汁。胆汁受肝之余气而化生，在肝内生成后，在肝的疏泄作用下注入胆腑并贮藏起来。如肝胆的疏泄功能失常，胆汁不能正常生成和排泄，脾胃升降紊乱，则可见胁痛、腹胀、食欲不振、恶心、呕吐；胆汁上逆则可见口苦、呕吐黄绿苦水等；若胆汁外溢，则出现以目黄、身黄、尿黄为特征的黄疸。

2）主决断。胆主决断，指胆在人的精神、意识、思维活动过程中具有判断事物、做出决定的作用。胆气虚弱者在受到精神刺激等不良影响时容易发病，表现为胆怯易惊、善恐、失眠、多梦、遇事疑而不决等精神、情志病变。

（2）胃

胃位于膈下，腹腔上部，贲门为胃的上口，其上接食道，幽门为胃的下口，其下接小肠。胃与脾相表里，其生理功能如下。

1）胃主受纳，腐熟水谷。受纳，是接受和容纳的意思；腐熟，是食物经过胃的初步消化，形成食糜的过程。胃主受纳、腐熟水谷，是指胃具有接受和容纳由口摄入的食物并使其在胃中短暂停留，进行初步消化，将水谷变成食糜的作用，故称胃为"太仓""水谷之海"。若胃有病变，就会影响胃的受纳、腐熟功能，可见纳呆、厌食、胃脘胀闷、胃脘疼痛等症状。

2）主通降，以降为和。通降，即通畅、下降之意。胃主通降，以降为和是指胃具有通畅、下降的生理功能及特性，以通降为正常。如果胃的通降功能失常，可表现为胃失和降及胃气上逆。如果胃失和降，则见脘腹胀满或疼痛、口臭、大便秘结等症状。

若胃气上逆，则见恶心、呕吐、嗳腐吞酸及呃逆等症状。

（3）小肠

小肠位于腹中，上端接幽门与胃相通，下端接阑门与大肠相连。小肠与心相表里，其主要功能如下。

1）主受盛化物。受盛，是接受、以器盛物的意思；化物，有变化、消化、化生的意思。小肠的受盛化物功能表现在两个方面。一是小肠受盛由胃腑下移而来的初步消化的食物，起到容器的作用。二是经胃初步消化的食物要在小肠内停留一定的时间，由小肠进一步消化和吸收。在病理上，小肠受盛功能失调，可见腹部疼痛等症状；小肠化物功能失常，则见腹胀、腹泻、便溏等症状。

2）主泌别清浊。泌，即分泌；别，即分别；清，指水谷之精微；浊，指糟粕。泌别清浊是指小肠在对食物进行进一步消化的同时，进行分清别浊的过程。其功能活动主要体现在三个方面。一是对胃中下移到小肠的食物，在小肠"化物"的作用下，将其分为水谷精微和糟粕两个部分。二是吸收水谷精微，再通过脾之升清和散精的作用，上输心肺，输布全身。三是将食物中的食物残渣下传大肠，形成粪便排出体外，并将多余的水分泌入膀胱，生成尿液排出体外。若小肠功能失调，清浊不分，会出现便溏泄泻、小便短少等症状。所以，泄泻初期常用"利小便即所以实大便"的方法治疗。

（4）大肠

大肠位于腹中，其上端在阑门处与小肠相接，下端紧接肛门。大肠与肺互为表里，其主要功能是传化糟粕。

"传化"是传导、变化的意思。大肠接受小肠下移的食物残渣，并吸收其中剩余的水液，使之变化为成形的粪便，经肛门排出体外。大肠的传导、变化功能失调，主要表现为腹痛、泄泻或便秘等大便异常的病变。

（5）膀胱

膀胱位于小腹，其上有输尿管与肾脏相通，其下有尿道，开口于前阴。膀胱与肾相表里，其主要功能是贮尿和排尿。

在人体水液代谢过程中，多余的水液下归于肾，在肾的气化作用下生成尿液，下输膀胱。尿液在膀胱内贮存一定时间，达到一定的量时，通过肾的气化作用，使膀胱开合有常，则尿液可及时自主地排出体外。若肾的气化功能失常，则膀胱气化无权，开阖失司，可见小便不利、癃闭，或尿频、尿急、小便失禁等症状。

（6）三焦

三焦，是上焦、中焦、下焦的合称，与心包相表里，为分布于胸腹腔的一个大腑，无与匹配，故有"孤府"之称。三焦的主要功能如下。

1）主持诸气，总司人体气化。因为三焦是气升降出入运动的通路，也是人体各种物质相互化生的场所，所以有主持诸气、总司全身气机和气化的生理功能，也是元气运行的通道。

2）运行水液。三焦具有疏通水道、运行水液的生理功能，是水液升降出入的通路。如果三焦水道不利，则会引起水液代谢失常，出现尿少、痰饮、水肿等病理变化。

3. 奇恒之腑

奇恒之腑中脑、髓、骨、脉、胆的生理功能前已阐述，这里只介绍女子胞。

女子胞，又称胞宫、子宫、子脏，位于小腹部，是女性的内生殖器官，有主持月经和孕育胎儿的作用。

（1）主持月经

月经是指胞宫周期性出血的生理现象。月经是一个复杂的生理活动过程，与肾中精气、冲任二脉的关系最为密切。女子年龄至"二七"，肾中精气充盛，便产生一种促进性腺发育而至成熟的"天癸"。在天癸的作用下，胞宫发育成熟，冲、任二脉气血充盈，于是月经来潮，始有生殖能力。年龄至"七七"，肾中精气虚衰，天癸渐少直至衰竭，冲、任二脉气血亦随之减少，月经停止。

（2）孕育胎儿

女子月经来潮后，胞宫就具备孕育胎儿的能力。胞宫之所以能孕育胎儿，全赖气血的供养。若肾精不足，冲任虚衰，则胞宫经血不足，乃至不孕；冲任不固，则统摄无权，常见经血过多、崩漏之症，已孕者可见胎漏、小产。

三、脏腑之间的关系

1. 脏与脏的关系

脏与脏之间的关系即五脏之间的关系。心、肺、脾、肝、肾五脏虽各自具有不同的生理功能和特有的病理变化，但脏与脏之间是密切联系的。脏与脏之间的关系除运用五行的生克乘侮关系说明外，还应从各脏生理上的相互联系和病理上的相互影响来进行阐述，具体内容比较复杂，在这里不做赘述。

2. 脏与腑的关系

脏与腑的关系主要是表里配合关系。脏属阴，腑属阳；脏为里，腑为表。一里一表，一阴一阳，相互配合，构成了脏腑的表里关系。

脏与腑形成表里配合关系的因素，除五脏中提到经脉络属、脏器接近之外，还有两个方面。一是气化相通，如肝分泌胆汁而贮藏于胆，胃、小肠化生精微输于五脏。二是病理相关，如肺热壅盛，肃降失司，可致大肠传导失职而出现大便秘结等；反之，大肠热结，腑气不通，亦可影响肺气宣降，导致胸闷、喘促等。临床可见脏病及腑，腑病及脏，脏腑同病。因而在治疗上也相应地有脏病治腑，腑病治脏，脏腑同治等方法。

3. 腑与腑的关系

六腑的共同生理功能是"传化物"。六腑之间的关系主要体现在食物的消化、吸收和排泄过程中的相互联系和密切配合。

食物的消化、吸收和废物的排泄，是由六腑分工合作、共同完成的。由于六腑传化水谷需要不断地受纳、消化、传导和排泄，应虚实更替，宜通不宜滞，所以前人有"六腑以通为用""腑病以通为补"的见解。

第4节　精、气、血、津液学说

一、精

1. 精的概念

精是指禀受于父母的生命物质与后天水谷精微相融合而形成的一种构成人体和维持人体生命活动的最基本物质，是人体生命的本源。中医学的精有广义和狭义之分，广义之精是指包括气、血、津液等在内的人体一切精微物质；狭义之精是指具有繁衍后代作用的生殖之精。

2. 精的生成

精由禀受于父母的先天之精与后天的水谷之精结合而成。先天之精禀受于父母，是构成胚胎的原始物质，故又称"生殖之精"。后天之精源于饮食水谷所化生的水谷精微。先天之精和后天之精来源虽不同，但却同藏于肾。先天之精有赖于后天之精的不断培育和充养，后天之精又有赖于先天之精的活力滋助，才能不断地摄入和化生。此即所谓"先天促后天，后天养先天"，二者相辅相成。

3. 精的功能

（1）繁衍生命：指人体生殖之精，具有繁衍生命的作用。

（2）濡养作用：精能滋润濡养人体的脏腑形体和官窍。

（3）化血作用：精可以转化为血，是血液生成来源之一。

（4）化气作用：精可以化生为气。先天之精可化生先天之气，即元气。水谷之精可化生谷气，再加上肺吸入的自然界清气，可生成宗气。

（5）化神作用：精能化神，是神志活动的物质基础。

二、气

1. 气的概念

气是人体内活力很强、运行不息的极精微物质，是构成人体和维持人体生命活动的基本物质之一。气运行不息，推动和调控着人体的新陈代谢，维系着人体的生命进程。

2. 气的生成

气的生成主要来源于三个方面。一是先天之精气，禀受于父母，藏于肾，是构成胚胎的原始物质。二是水谷之精气，源于水谷，经脾胃的运化而生成。三是经肺吸入的自然界清气。三者结合起来，便构成了人体之气，人体一身之气的生成，是脾、肾、肺等脏腑综合协调作用的结果。

3. 气的运动和气化

（1）气的运动和形式

气的运动称为气机，气运动的基本形式可归纳为升、降、出、入四种。气机的升、降、出、入对于人体生命活动具有至关重要的意义，只有在脏腑、经络、形体、官窍的生理活动中，才能得以具体体现。脏腑之气的运动规律，体现了脏腑生理活动的特性，亦表现为脏腑之气运动的不同趋势。

（2）气化作用和过程

由于气的运动而产生的各种变化被称为气化。实际上，气化的过程即是体内物质新陈代谢的过程，也是物质转化和能量转化的过程。气化过程的激发和推动离不开脏腑功能，而气化过程的有序进行则是脏腑生理活动相互协调的结果。

4. 气的功能

（1）推动与调控作用

气的活力很强，具有激发的生理效应。它对于人体的生长、发育和生殖，以及各脏腑、经络、组织器官的生理活动，包括食物的消化吸收与糟粕的排泄、血液的生成和运行、津液的生成输布和排泄等均起着推动作用。

人体内部各种功能活动之间要取得协调平衡，有赖于气的调控功能所起到的重要作用。气一方面发挥着推动、兴奋和升发作用，另一方面亦发挥宁静、抑制和肃降作用，气分阴阳，前者属阳气的作用，后者属阴气的作用。

（2）温煦与凉润作用

气具有温煦和营养作用。人身的阳气是产生热量的物质基础，具有温煦和营养作用，具体体现在以下三个方面：温煦有关组织器官以维持恒定体温，营养周身各组织器官以维持其生理活动，维持血和津液等液态物质有序运行和正常代谢。

具有凉润作用的气是人身的阴气。阴气具有寒凉、柔润和制热的特性，体温的恒定、脏腑机能的稳定发挥，以及精血津液等有序运行、输布与代谢，亦离不开阴气凉润作用的制约与调控。

（3）防御作用

正气对邪气具有防御作用。正气的防御作用具体体现在两个方面。一是能护卫全身肌表，防御外邪入侵。二是邪气入侵导致发生疾病后，正气与之进行斗争，驱邪外出或战而胜之，防止邪气对机体的进一步损害，促进身体的恢复。

（4）固摄作用

气的固摄作用，主要是对血、津液等液态物质具有固护、统摄、控制作用，防止其无故流失。具体表现在：固摄血液，可使血液循脉而行，防止其溢出脉外；固摄汗液、尿液、唾液等，控制其分泌排泄量，使其有节制地排出，防止其异常流失。另外，精液与大便的排泄也与气的固摄作用有关。

5. 气的分类

（1）元气

元气又称原气、真气，是人体最根本、最重要的气，是人体生命活动的原动力。元气根于肾，由先天之精所化生，赖后天之精以充养，以三焦为通道循行于全身。元气有推动人体生长发育和生殖，激发和调节各脏腑、经络等组织器官生理功能的作用。所以说元气是人体生命活动的原动力，是维持生命活动的最基本物质。

（2）宗气

宗气是积于胸中之气，由肺吸入的自然界清气与脾胃运化而来的水谷之精气结合而成。宗气的主要功能有两个方面。一是上出喉咙，有促进肺呼吸的作用，凡语言、声音、呼吸的强弱等，皆与宗气盛衰有关。二是贯通心脉，以推动心血的运行，凡气血的运行、经脉的搏动皆与宗气密切相关。

（3）营气

营气是与血共同运行于脉中之气，由水谷精微中的精纯部分所化生。营气有化生血液、营养全身的功能。营气循行于经脉之中与津液相合，化生为血液，成为血液的组成部分，所以"营""血"常并称。营气富有营养，且以经脉为通道，昼夜不停地运行于全身，人体五脏六腑、四肢百骸都以此为营养，所以营气是脏腑、经络等生理活动必需的物质基础。

（4）卫气

卫气是源于脾胃所化生的水谷精气，为水谷精气中性质剽悍、运行滑利、反应迅速的部分。卫气不受脉管约束，运行于脉外，内而胸腹脏腑，外而皮肤肌肉，遍及全身。卫气的主要功能是护卫肌表，防御外邪入侵，温养脏腑、肌肉、皮毛，控制调节腠理的开合，排泄汗液及维持体温的恒定。

三、血

1. 血的基本概念

血即血液，是运行于脉中的富有营养和滋润作用的红色液体。血液主要由营气和津液组成，所以具有营养和滋润作用。

2. 血的生成

构成血液的营气和津液皆源于脾胃所化生的水谷精微，所以说脾胃是气血生化之源。其生成过程如《黄帝内经·灵枢·决气》所讲："中焦受气取汁，变化而赤，是谓血。"一方面，精亦化血，即肾精充足，滋养于肝，在肝的作用下转化为血，则肝血充盈。另一方面，肝血充盛，则精有所滋，肾精才能充盈。此即肝血与肾精之间的相互滋生和相互转化关系，故有"精血同源"的说法。

3. 血的功能

（1）营养和滋润功能

血液含有人体所需的营养成分，通过气的推动，循经脉运行全身，人体各脏腑都依赖于血液的营养和滋润，以维持正常的生理功能。血液充盈，则面色红润，肌肉丰满而壮实，皮肤和毛发润泽有华，机体感觉灵敏，运动灵活自如等。

（2）化神作用

血液是神志活动的物质基础，血液充盈，才能精力充沛、神志清晰、感觉灵敏、运动自如。所以，不论何种原因引起的血虚、血热或血液运行失常，都可出现神疲健忘、失眠、多梦，甚或精神恍惚、谵语、昏迷等神志失常的临床表现。

4. 血的运行

血液的正常运行是各个脏器共同作用的结果，与心、肺、肝、脾的关系最为密切。心气是推动血液运行的主要动力；肺朝百脉，循行于周身的血脉均汇聚于肺，通过肺气的作用血液才能布散于全身；血液的循行有赖于脾气的统摄，使之不致溢出脉外；肝脏则根据人体不同生理状况的需要调节脉管中的血液流量，使脉中循环的血液流量维持恒定水平。同时，肝的疏泄功能调畅气机，对血液运行的通畅起着重要作用。总之，血液的正常运行是在各脏器相互配合下进行的，其中任何一脏器功能失调都可引起血液运行的失常而发生病变。

另外，脉道是否通利以及血寒或血热亦直接影响血液的正常运行。如脉道不利，可致血行不畅；血寒则血行过缓或血液凝滞；血热可致血运加快，迫血妄行而出现出血或血瘀等病理变化。

四、津液

1. 津液的基本概念

津液是机体内一切正常水液的总称，它是构成人体和维持人体生命活动的基本物质之一。

津与液在性状、分布和功能等方面有一定的区别。一般地说，性状较清稀，流动性较大，布散于皮肤、肌肉和孔窍之中起着滋润作用的，总称为津；性状较稠厚，流动性较小，灌注于骨节、脏腑、脑髓之中，起着濡养作用的，总称为液。津与液虽有一定区别，但两者同源于水谷，生成于脾胃，流布于经脉的内外，故通常在生理上不予严格区分，并称为"津液"，只是在病理上，有"伤津"轻而"脱液"重的区别。

2. 津液的代谢

津液的生成、输布及被人体利用后剩余水分和代谢废物的排泄是一个复杂的生理过程，也称津液代谢。

津液是通过胃、脾以及大小肠的消化吸收而生成的。津液的输布需要脾的运化，将其上输至心肺；再通过心推动血液循环，并结合肺的通调水道作用，共同将其输布至全身；肾主水，并使清者上升，复归于心肺。由此可见，津液的输布是在脾、心、肺、肾四脏的协同作用下完成的。

津液被人体利用后，剩余水分和代谢废物的排泄需要肺、大肠、肾、膀胱等脏腑的共同作用完成。肺气宣发，使其从皮肤和呼吸道排出；肺气肃降，使其从大肠排出。肾主水，使浊者下降至膀胱，经膀胱气化而排出。

另外，肝与三焦在津液代谢过程中也起着一定的作用。肝气疏泄，能促进津液代谢；三焦通调，则津液能正常输布和排泄。

3. 津液的功能

（1）滋润濡养作用

津液来源于水谷精微，含有大量的水分和营养物质，对人体组织器官具有滋润和濡养作用。一般认为，津的质地清稀，滋润作用明显，液的质地稠厚，濡养作用显著。津液散于体表，能滋润肌肤皮毛；流注于五官，能滋润和保护眼、鼻、口等孔窍；注入体内，能濡养各组织器官；流入关节和渗入于骨，能滑利关节和充养骨髓、脊髓及脑髓。

（2）化生血液作用

津液既流布于脉外，也可通过孙络渗入脉中，成为血液的组成部分。津液在中焦脾胃和心肺的作用下，化生血液，并有充养、滑利血脉和调节血液浓度的作用，故有"津血同源"之说。

五、精、气、血、津液之间的关系

1. 气与血的关系

（1）气能生血

气能生血是指气的运动变化能产生血。血来源于饮食精微之气，主要由营气和津液所化。食物从摄入到转化成水谷精气，水谷精气转化成营气和津液，营气和津液转化成赤色的血，这一系列转化过程都是气之运动变化的结果，因此说，气能生血。气旺，则化生血液功能强盛，血液充盈；气虚，则化生血液功能衰弱，可导致血虚。

（2）气能行血

气能行血是指血属阴主静，不能自行，血的运行有赖于气的推动。气行则血行，气滞则血瘀，血液的运行需要心气的推动。肺气的宣散，肝气的疏泄等也与血行有关，如果心肺气虚，则血行无力，可见气虚血瘀；肝气郁滞，则血行不畅，可见气滞血瘀；肝失疏泄，气机逆乱，则血随气行，可见面红、目赤，甚则吐血、衄血等。

（3）气能摄血

气能摄血是指气对血液有统摄和约束的作用，使其循行于脉管之中而不致外溢。气的这种功能是通过脾统血来完成的。若脾气虚，不能统摄血液，则血液妄行，可见各种出血的病证。

（4）血为气母

血为气母，一是指血能载气，即血是气的载体，气必须依靠血的运载才能达到全身各处；二是指血能养气，即血在载气的同时，不断地为气的功能活动提供物质基础，使气不断地得到补充。所以血虚则气亦虚，血脱则气亦脱。

2. 气与津液的关系

（1）气能生津

津液的生成主要是依靠脾胃之气对饮食物的消化吸收，脾胃之气健旺，则津液化生充盛；脾胃之气亏虚，则津液化生不足。

（2）气能行津

津液在体内的升降循环、输布排泄，全依靠气的推动和气化作用。津液生成以后输布于全身各处及最后代谢排出体外，都是气升降出入的结果，即肺气的宣发肃降，脾的运化转输，肾的蒸腾气化，无一不是气的作用。

（3）气能摄津

气能摄津是指气对津液有固摄作用，即气能控制津液不致随意外泄。维持津液在体内代谢的平衡有赖于气的固摄作用。如卫气固摄肌表，不使汗液过多外泄；肾气固摄下焦，能使膀胱正常贮尿排尿。

（4）津能载气

津能载气是指气蕴含于津液之中，以发挥其温煦、推动、固摄、气化的作用。气只能依附于津液而存在，如果气失去津液的依附，气也就涣散不定而无所归。

3. 精、血、津液之间的关系

精、血、津液三者均为液态物质，在生理上精、血、津液之间存在着相互化生、相互补充的关系，主要体现在"精血同源"和"津血同源"方面。所谓"同源"，是指精血或津血均由饮食水谷精微所化生和充养，两者之间均有相互滋生和相互转化的关系。

第5节　经络与腧穴

一、经络总论

1.经络的概念

经络，是经脉和络脉的总称，是运行全身气血、联络脏腑肢节、沟通内外上下、调节体内各部分的通路。"经"有路径、主干的意思，经脉纵行于人体上下，为经络系统的主干。"络"有网络、分支的意思，络脉较经脉细小，纵横交错，网络周身，为经络系统的分支。经络内属于脏腑，外络于肢节，将人体各脏腑、形体、孔窍等组织联结成一个统一的有机整体，使人体各部的功能活动保持相对协调和平衡。

2.经络系统的组成

经络系统由经脉和络脉两大部分组成。经脉包括十二经脉、奇经八脉以及附属于十二经脉的十二经别、十二经筋、十二皮部；络脉包括十五络脉及不计其数的孙络、浮络等。

（1）十二经脉

十二经脉的名称是根据手足、阴阳、脏腑而定的。由于它们隶属于十二脏腑，为经络系统的主体，故又称"正经"。循行于人体四肢内侧和胸腹的经脉为阴经，循行于四肢外侧和头面、躯干的经脉为阳经。经脉循行经过上肢的称为手经，经过下肢的称为足经。又根据各经脉阴阳气血的多少分为三阴三阳，三阴为太阴、厥阴、少阴；三阳为阳明、少阳、太阳。按此命名原则，十二经脉的名称分别为手太阴肺经、手阳明大肠经、足阳明胃经、足太阴脾经、手少阴心经、手太阳小肠经、足太阳膀胱经、足少阴肾经、手厥阴心包经、手少阳三焦经、足少阳胆经、足厥阴肝经。十二经脉的作用主要是联络脏腑、肢体和运行气血、濡养全身。

十二经脉的循行走向规律："手之三阴从胸走手，手之三阳从手走头，足之三阳从头走足，足之三阴从足走腹。"（来自《黄帝内经·灵枢·逆顺肥瘦》）

十二经脉的交接规律：①阴经与阳经（互为表里的经）交接在四肢末端；②阳经

与阳经交接在头面部（同名阳经）；③阴经与阴经交接在胸部。

十二经脉的分布规律见表 1-2：阴经多循行于四肢内侧及胸腹部，上肢内侧者为手三阴经，下肢内侧者为足三阴经；手足三阴经在四肢的排列顺序为"太阴"在前，"厥阴"在中，"少阴"在后。阳经多循行于四肢外侧及头面、躯干部，上肢外侧者为手三阳经，下肢外侧者为足三阳经；手足三阳经在四肢的排列顺序为"阳明"在前，"少阳"在中（侧），"太阳"在后。

十二经脉通过支脉和络脉的沟通衔接，形成六组"络属"关系。即在阴阳经之间形成六组"表里络属关系"。阴经属脏络腑，阳经属腑络脏。

表 1-2　　　　　　　　　　　十二经脉名称及循行分布规律

部位	阴经 （属脏络腑）	阳经 （属腑络脏）	循行部位 （阴经行于内侧，阳经行于外侧）	
手	太阴肺经	阳明大肠经	上肢	前
	厥阴心包经	少阳三焦经		中
	少阴心经	太阳小肠经		后
足	太阴脾经	阳明胃经	下肢	前
	厥阴肝经	少阳胆经		中
	少阴肾经	太阳膀胱经		后

（2）奇经八脉

奇经八脉是任脉、督脉、冲脉、带脉、阴维脉、阳维脉、阴跷脉、阳跷脉的总称。它们与十二经脉不同，既不直接内属脏腑，又无表里配合关系，故称"奇经"。其生理功能主要是对十二经脉的气血运行起溢蓄、调节作用。

任脉为诸阴经交会之脉，具有调节全身阴经经气的作用，故称"阴脉之海"；督脉为诸阳经交会之脉，具有调节全身阳经经气的作用，故称"阳脉之海"；冲脉为十二经脉交会之脉，具有含蓄十二经气血的作用，故称"十二经之海""血海"；带脉环腰一周，具有约束诸经的作用；阴维脉、阳维脉分别调节六阴经和六阳经的经气，以维持阴阳协调和平衡；阴跷脉、阳跷脉共同调节肢体运动和眼睑的开合。

奇经八脉中，只任脉、督脉有其所属的腧穴，故与十二经脉相提并论，合称为"十四正经"，其腧穴为十四经穴。

3. 经络的生理功能

（1）联络脏腑，沟通内外。人体的五脏六腑、四肢百骸、五官九窍、皮肉筋骨等组织器官，通过经络系统的联络、沟通，实现全身内外、上下、前后的协调统一，构成一个有机的整体。

（2）运行气血，营养全身。经络具有运行气血、营养全身、协调阴阳的功能。气血是构成人体和维持人体生命活动的基本物质。血液在经脉中周流不息、运行全身，为人体提供丰富的营养，以维持正常的生理活动。

（3）抗御外邪，护卫机体。孙络的分布遍及全身各部，卫气通过孙络散布全身，发挥"温分肉，充肌肤，肥腠理，司开阖"的功能。当外邪侵犯人体时，卫气由孙络快速密布于体表，孙络和卫气最先接触外邪并与之抗争，若正胜邪退，则外邪迅速出表，机体得以安宁；若邪胜正衰，则邪气由表入里，通过孙络、络脉、经脉逐步深入，则出现相应的疾病证候。

（4）传导感应，调整虚实。经络可以传导来自机体内外的各种刺激，在致病因素的作用下，若机体出现气血不和、阴阳偏盛偏衰的虚实证候，这时运用针灸推拿等治疗方法，以"泻其有余、补其不足"，激发和调动经络的调整、防御功能，达到调整气血、扶正祛邪、协调阴阳、治愈疾病的目的。

二、腧穴总论

1.腧穴的概念

腧穴是人体脏腑经络之气输注于体表的特殊部位。腧穴既是疾病的反应点，又是针灸、推拿等外治方法的施术刺激点。

在腧穴学中，虽然"腧""输""俞"三者均指腧穴，但在具体应用时各有所指。腧穴，是穴位的统称；输穴，是五输穴中第三个穴位的专称；俞穴，专指特定穴中的背俞穴。

2.腧穴的分类

人体的腧穴可分为十四经穴、经外奇穴、阿是穴三类。

（1）十四经穴

十四经穴是指具有固定位置和具体名称，且归属于十二经脉和任脉、督脉的腧穴。这类腧穴具有主治本经和所属脏腑病证的作用，简称"经穴"。十四经穴共有 362 个，是腧穴的主要组成部分。

（2）经外奇穴

经外奇穴是指具有固定位置和具体名称，但尚未归入十四经系统的腧穴。这类腧穴的主治作用具有一定的针对性，并对某些病证有特殊的疗效，因未归入十四经系统，故又称"奇穴"。

（3）阿是穴

阿是穴是指既无固定位置，又无具体名称，而是以压痛点或反应点作为针灸推拿施术部位的一类腧穴，又称"天应穴""不定穴""压痛点"等。

3. 腧穴的作用

（1）近治作用

近治作用是一切腧穴主治作用所具有的共同特点，所有腧穴均能治疗该穴所在部位及邻近组织、器官的局部病证。如耳周的耳门、听宫、听会等穴均能治疗耳疾。

（2）远治作用

远治作用是十四经穴主治作用的基本规律。在十四经穴中，尤其是十二经脉在四肢肘膝关节以下的腧穴，不仅能治疗局部病证，还可治疗本经循行所及的远隔部位的组织器官脏腑病证，有的甚至可影响全身的功能。如合谷穴不仅可治上肢病，还可治颈部及头面部疾患，同时还可治疗外感发热病；足三里穴不仅可治疗下肢病，而且能调整消化系统功能，甚至对人体防卫、免疫调节等都具有一定的作用。

（3）特殊作用

特殊作用指某些腧穴所具有的双向良性调整作用和治疗作用，并具有相对特异性。如天枢穴在泄泻时使用可以止泻，便秘时使用又可以通便；内关穴在心动过速时使用可减慢心率，心动过缓时使用又可提高心率等，都体现了腧穴的双向调节作用。腧穴治疗作用的特异性方面，如大椎穴退热、至阴穴矫正胎位、少泽穴通乳、四缝穴治疗小儿疳积、丰隆穴祛痰等。

4. 腧穴的主治规律

（1）本经腧穴能治疗本经本脏腑的疾病。

（2）互为表里经的腧穴能治疗互为表里两经的疾病。

（3）邻近经穴能治疗局部的疾病。

（4）头面、躯干部的腧穴以近治作用为主。

（5）四肢肘膝关节以下的腧穴以远治作用为主。

5. 腧穴的定位方法

（1）解剖标志定位法

1）固定标志：指不受人体活动影响而固定不移的标志。如五官、毛发、指（趾）甲、乳头、肚脐及各种骨节突起和凹陷部。这些自然标志固定不移，有利于腧穴的定位，如两眉头之间取印堂穴，两乳之间取膻中穴等。

2）活动标志：指需要采取相应的动作姿势才能出现的标志。如张口于耳屏前方凹陷处取听宫穴，握拳于手掌尺侧横纹头取后溪穴等。

（2）骨度分寸定位法

骨度分寸定位法是以体表骨节间的距离折量为一定长度等分，每一等分为一寸，以此确定腧穴位置的方法，这种方法又称骨度法。临床常用骨度分寸见表1-3。

表 1-3　　　　　　　　　　　　　临床常用骨度分寸表

分部	起止点	常用骨度	度量法	说明
头部	前、后发际中点	12寸	直寸	如前后发际不明，从眉心量至大椎穴作18寸；眉心至前发际中点3寸，大椎至后发际中点3寸
	前额两发角之间	9寸	横寸	用于量头部的横寸
	耳后两完骨（乳突）之间	9寸		
胸腹部	胸剑联合至脐中	8寸	直寸	胸部与胁肋部取穴直寸，一般根据肋骨计算，每一肋两穴间作1寸6分
	脐中至耻骨联合上缘	5寸		
	两乳头之间	8寸	横寸	女性可用锁骨中线代替
背腰部	大椎以下至尾骨	21椎	直寸	背部直寸根据脊椎定穴，肩胛下角相当于第7胸椎，髂嵴最高点相当于第4腰椎棘突
	两肩胛骨至脊柱缘	6寸	横寸	
上肢部	腋前纹头至肘横纹	9寸	直寸	用于手三阴、手三阳经
	肘横纹至腕横纹	12寸		
下肢部	耻骨联合上缘至股骨内侧髁上缘	18寸	直寸	用于足三阴经
	胫骨内侧髁下缘至内踝尖	13寸		
	股骨大转子至膝中	19寸	直寸	用于足三阳经；"膝中"前面相当于犊鼻穴，后面相当于委中穴
	膝中至外踝尖	16寸		
	臀横纹至膝中	14寸		
	内外踝尖到足底	3寸		

（3）手指同身寸定位法

手指同身寸定位法是以患者手指为标准测量和确定腧穴位置的方法。

1）拇指同身寸（见图1-2），是以患者拇指指间关节的横度作为1寸，适用于四肢部的直寸取穴。

2）中指同身寸（见图1-3），是以患者的中指中节屈曲时内侧两端横纹头之间作为1寸，可用于四肢部的直寸取穴和背部的横寸取穴。

3）横指同身寸（见图1-4），又名"一夫法"，是令患者将食指、中指、无名指和小指并拢，以中指中节横纹处为准，四指跨度作为3寸。

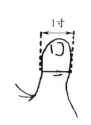

图 1-2　拇指同身寸

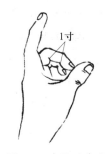

图 1-3　中指同身寸

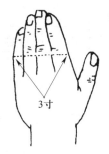

图 1-4　横指同身寸

（4）简便取穴法

临床上常用一种简便易行的取穴方法，如两耳尖直上取百会穴，两手虎口交叉取列缺穴，垂手中指端取风市穴等。

6. 特定穴

（1）五输穴

五输穴是指十二经脉分布在肘膝关节以下的井、荥、输、经、合五个特定腧穴。古代医家以自然界的水流比拟经气在经脉中的运行情况，以此说明经气的出入和经过部位的深浅及其不同作用，如《黄帝内经·灵枢·九针十二原》云："所出为井，所溜为荥，所注为输，所行为经，所入为合。"

每条经脉有 5 个五输穴，十二经脉总共 60 个五输穴。按照"阴井木""阳井金"的规律，可将各经脉"井、荥、输、经、合"按五行相生的顺序依次配属。

五输穴的临床应用方面，如《难经·六十八难》云："井主心下满，荥主身热，俞主体重节痛，经主喘咳寒热，合主逆气而泄。"

（2）原穴

原穴是脏腑元气输注、经过和留止的部位，又称"十二原穴"。十二经原穴多分布于腕、踝关节附近。六阴经原穴就是其五输穴中的输穴，即"阴经以输代原"，阳经原穴则是在其五输穴中的输穴、经穴之间独置的一穴。

原穴在临床上主要用于诊断和治疗五脏六腑疾病，即"五脏六腑之有疾者，取之十二原"。脏腑发生病变时，会在相应的原穴上出现异常反应，如压痛、敏感、电阻改变、温度改变等，通过诊察原穴的反应变化，并结合临床，可推断脏腑的病情并进行有效治疗，能补虚泻实。另外，原穴和络穴配伍，可以治疗表里两经及相关联的脏腑疾病。

（3）络穴

络穴是指络脉从经脉分出之处的腧穴。十二经的络穴皆位于肘膝关节以下，加上任脉络穴中鸠尾穴位于腹部，督脉络穴中长强穴位于尾骶部，脾之大络大包穴位于胸胁，共十五穴，故又称"十五络穴"。四肢部十二络穴有沟通表里两经经气的作用，躯干部三络穴则能分别沟通腹、背和胸胁部经气。

络穴在临床上用于治疗表里两经循行所过部位及其络属脏腑的疾病，还可以治疗络穴所在局部的病证，也可原络配穴应用。

（4）背俞穴

背俞穴是脏腑之气输注于背腰部的腧穴，又称"俞穴"，位于背腰部足太阳膀胱经的第 1 侧线上，大体依脏腑位置的高低而上下排列。六脏六腑各有一个背俞穴，共 12 个，分别冠以脏腑之名。

（5）募穴

募穴是脏腑之气结聚于胸腹部的腧穴，又称"腹募穴"。六脏六腑各有一募穴，共 12 个。募穴均位于胸腹部有关经脉上，其位置与其相关脏腑所处部位相近。

俞穴、募穴关系密切，临床常把病变脏腑的俞穴、募穴相配，以发挥其协同作用，即俞募配穴法，见表 1-4。

表 1-4　　　　　　　　　　　　　俞募配穴法

脏腑	俞穴	募穴	脏腑	俞穴	募穴
肺	肺俞	中府	大肠	大肠俞	天枢
心包	厥阴俞	膻中	三焦	三焦俞	石门
心	心俞	巨阙	小肠	小肠俞	关元
脾	脾俞	章门	胃	胃俞	中脘
肝	肝俞	期门	胆	胆俞	日月
肾	肾俞	京门	膀胱	膀胱俞	中极

（6）郄穴

郄穴是各经经气深聚的部位。十二经脉和奇经八脉中的阴阳跷脉和阴阳维脉各有 1 个郄穴，共 16 个郄穴，多分布在四肢肘膝关节以下。

郄穴有汇聚气血、调理气血的作用，脏腑疾患会在相应的郄穴上出现疼痛和压痛，可用于诊断疾病。郄穴主要治疗本经循行部位及所属脏腑的急性病证，阴经郄穴多治急性血证，阳经郄穴多治急性疼痛。

（7）八脉交会穴

八脉交会穴是十二经脉与奇经八脉相通的 8 个腧穴，又称"交经八穴"，分布于腕踝关节附近。各穴的名称、所通经脉及会合部位见表 1-5。

表1-5   八脉交会穴

所属经脉	八穴	所通奇经	会合部位
足太阴脾经	公孙	冲脉	胃、心、胸
手厥阴心包经	内关	阴维脉	
足少阳胆经	足临泣	带脉	目外眦、颊、颈、耳后、肩
手少阳三焦经	外关	阳维脉	
手太阳小肠经	后溪	督脉	目内眦、项、耳、肩胛
足太阳膀胱经	申脉	阳跷脉	
手太阴肺经	列缺	任脉	咽喉、肺、胸膈
足少阴肾经	照海	阴跷脉	

八脉交会穴既可治疗所属十二经脉的病证，又可治疗所通奇经的病证。还可按一定原则上下相配，用于治疗四条经脉相合部位的病证。如公孙配内关，可治疗脾经、心包经、冲脉与阴维脉会合部位的胃、心、胸等的病证。

（8）八会穴

八会穴是指人体脏、腑、气、血、筋、脉、骨、髓的精气会聚的八个腧穴。八会穴在临床上主要用于治疗所会的脏、腑、气、血、筋、脉、骨、髓等组织的病证。如六腑之病可以选中脘穴，筋病可以选阳陵泉穴等。具体穴位见表1-6。

表1-6   八会穴

所属经脉	八会穴		所属经脉	八会穴	
足厥阴肝经	脏会	章门	足少阳胆经	筋会	阳陵泉
任脉	腑会	中脘	手太阴肺经	脉会	太渊
任脉	气会	膻中	足太阳膀胱经	骨会	大杼
足太阳膀胱经	血会	膈俞	足少阳胆经	髓会	绝骨

（9）下合穴

下合穴是六腑之气下合于足三阳经的腧穴，又称"六腑下合穴"。

下合穴共有6个，其中胃、胆、膀胱的下合穴，即本经五输穴中的合穴，分别是足三里、阳陵泉、委中；大肠、小肠的下合穴位于胃经，分别是上巨虚和下巨虚；三焦的下合穴位于膀胱经，穴为委阳。

《黄帝内经·灵枢·邪气脏腑病形》指出"合治内腑"，故与六腑相关的疾患常选用其相应的下合穴治疗，如胃的疾患选足三里，肠痈选上巨虚。下合穴还可用于诊断，如胆腑疾患常在阳陵泉有明显的压痛。

三、经络与腧穴各论

1. 手太阴肺经及常用腧穴

（1）经脉循行

手太阴肺经起于中府，向下联络大肠，回绕胃口过膈属于肺脏，从肺系（肺与喉咙相联系的部位）横行出来，沿上臂内侧下行，行于手少阴经和手厥阴经的前面，经肘窝入寸口，沿鱼际边缘，出拇指内侧端（少商），如图 1-5 所示。手腕后方支脉，从列缺处分出，走向食指桡侧端，与手阳明大肠经相接。

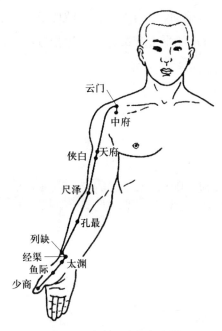

图 1-5　手太阴肺经经穴图

（2）主治概要

本经腧穴主治咳嗽、气喘、咳血、咽痛、外感伤风及经脉循行部位的其他病证。

（3）常用腧穴

本经单侧 11 穴，穴起中府，止于少商。

1）中府：肺之募穴

【定位】在胸前壁外上方，前正中线旁开 6 寸，平第 1 肋间隙处（见图 1-6）。

【主治】①咳嗽、气喘、胸痛等肺部病证；②肩背痛。

2）尺泽：合穴

【定位】在肘横纹中，肱二头肌腱桡侧凹陷处（见图 1-7）。

【主治】①咳嗽、气喘、咯血、咽喉肿痛等肺系实热性病证；②肘臂挛痛；③急性吐泻；④中暑、小儿惊风等急症。

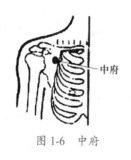

图 1-6 中府

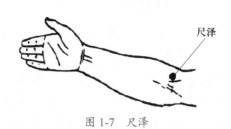

图 1-7 尺泽

3）列缺：络穴，八脉交会穴（通于任脉）

【定位】桡骨茎突上方，腕横纹上 1.5 寸，当肱桡肌与拇长展肌腱之间。

简便取穴法：两手虎口自然平直交叉，一手食指按在另一手的桡骨茎突上，在指尖下凹陷中（见图 1-8）。

【主治】①咳嗽、气喘、咽喉肿痛等肺系病证；②上肢痹痛、手腕无力等循行部位病证；③头痛、项强、齿痛、口眼歪斜等头颈部疾患。

4）太渊：输穴、原穴、脉之会

【定位】在腕掌侧横纹桡侧，桡动脉桡侧凹陷中（见图 1-9）。

【主治】①咳、喘、咳血、咽痛；②腕臂痛；③无脉症。

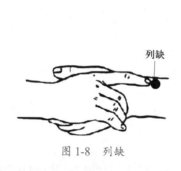

图 1-8 列缺

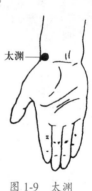

图 1-9 太渊

2. 手阳明大肠经及常用腧穴

（1）经脉循行

手阳明大肠经起于食指末端（商阳），沿食指桡侧向上，通过一、二掌骨之间（合谷），向上进入两筋（拇长伸肌腱与拇短伸肌腱）之间的凹陷处，沿前臂前方，并肘部外侧，再沿上臂外侧前缘，上走肩端（肩髃），沿肩峰前缘向上出于大椎，再向下入缺盆（锁骨上窝）部，联络肺脏，通过横膈，属于大肠。

缺盆部支脉：上走颈部，通过面颊，进入下齿龈，回绕至上唇，交叉于人中，左脉向右，右脉向左，分布在鼻孔两侧（迎香），与足阳明胃经相接。

手阳明大肠经经穴如图 1-10 所示。

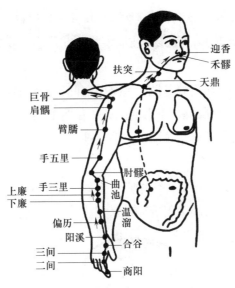

图 1-10　手阳明大肠经经穴图

（2）主治概要

本经腧穴主治头面、五官疾患，热病，皮肤病，肠胃病，神志病及经脉循行部位的其他病证。

（3）常用腧穴

本经单侧 20 穴，穴起商阳，止于迎香。

1）合谷：原穴

【定位】在手背第 1、2 掌骨间，当第 2 掌骨桡侧的中点处（见图 1-11）。

【主治】①上肢疼痛、痿痹；②头痛、面肿、目赤肿痛、鼻渊、鼻衄、齿痛、咽喉肿痛、耳聋、口眼歪斜等头面五官病；③腹痛、痢疾、便秘；④热病无汗或多汗、外感病发热、恶寒；⑤闭经、滞产等妇科病。

2）曲池：合穴

【定位】屈肘侧掌，在肘横纹外侧端与肱骨外上髁连线中点（见图 1-12）。

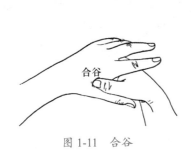

图 1-11　合谷

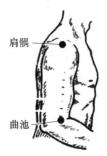

图 1-12　曲池、肩髃

【主治】①上肢不遂等上肢病；②咽喉肿痛、齿痛、目赤痛等五官疾病；③腹痛、吐泻等肠胃病；④风疹、瘾疹、湿疹等皮肤疾病；⑤热病；⑥高血压病。

3）肩髃

【定位】肩峰端下缘，当肩峰与肱骨大结节之间，三角肌上部中央。臂外展或平举时，肩部出现两个凹陷，当肩峰前下方凹陷处（见图1-12）。

【主治】肩臂挛痛、上肢不遂等肩、上肢病证。

4）迎香

【定位】在鼻唇沟内，与鼻翼外缘中点平齐处（见图1-13）。

【主治】鼻塞、鼻衄、口眼歪斜等局部病证。

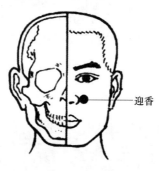

图1-13 迎香

3.足阳明胃经及常用腧穴

（1）经脉循行

足阳明胃经起于鼻翼两侧，上行到鼻根部与足太阳经交会，向下沿鼻外侧进入上齿龈内，回出环绕口唇，向下交会于颏唇沟承浆处，再向后沿口腮后下方，出于下颌大迎处，沿下颌角（颊车），上行耳前，经下关，沿发际，到达前额（前庭）。

面部支脉：从大迎前下，走人迎，沿喉咙，进入缺盆部，向下过膈，属于胃，联络脾脏。

缺盆部直行的经脉：经乳头，向下挟脐旁，进入少腹两侧气冲。

胃下口部支脉：沿着腹里向下到气冲会合，再由此下行至髀关，直抵伏兔部，下至膝盖，沿胫骨外侧前缘，下经足跗，进入第2足趾外侧端（厉兑）。

胫部支脉：从膝下3寸（足三里）处分出，进入足中趾外侧。

足背部支脉：从跗上分出，进入足大趾内侧端（隐白），与足太阴脾经相接。

足阳明胃经经穴如图1-14所示。

（2）主治概要

本经腧穴主治胃肠病、头面五官病、神志病、热病及经脉循行部位的其他病证。

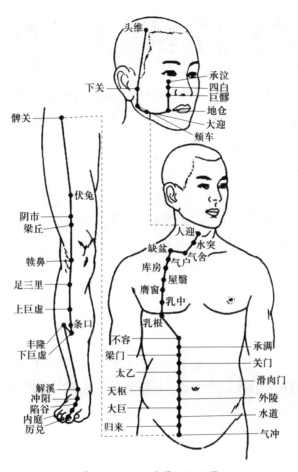

图 1-14 足阳明胃经经穴图

（3）常用腧穴

本经单侧 45 穴，穴起承泣，止于厉兑。

1）地仓

【定位】在面部，口角外侧，上直对瞳孔（见图 1-14）。

【主治】口角歪斜、流涎等局部病证。

2）颊车

【定位】在下颌角前上方约 1 横指，按之凹陷处，当咀嚼时咬肌隆起最高点处（见图 1-14）。

【主治】齿痛、牙关不利、颊肿、口眼歪斜等局部病证。

3）下关

【定位】在耳屏前，下颌骨髁状突前方，当颧弓与下颌切迹所形成的凹陷中。合口有孔，张口即闭，宜闭口取穴（见图 1-14）。

【主治】①牙关不利、三叉神经痛、齿痛、口眼歪斜等面口病证；②耳聋、耳鸣、聤耳等耳部疾患。

4）乳根

【定位】胸部，当乳头直下，平第五肋间隙，前正中线旁开4寸（见图1-14）。

【主治】①乳痈、乳癖、乳核、乳汁不足等乳房疾病；②咳嗽、气喘、胸痛；③呃逆。

5）梁门

【定位】当脐中上4寸，距前正中线旁开2寸（见图1-14）。

【主治】胃痛、呕吐、食欲不振、腹胀、泄泻。

6）天枢：大肠募穴

【定位】脐中旁2寸（见图1-15）。

【主治】①腹痛、腹胀、泄泻、便秘、痢疾等胃肠病；②月经不调、痛经等妇科病。

7）归来

【定位】在下腹部，当脐中下4寸，前正中线旁开2寸（见图1-16）。

【主治】①小腹痛、疝气；②痛经、月经不调、闭经、带下、阴挺等妇科病；③遗精、阳痿等男性前阴疾病。

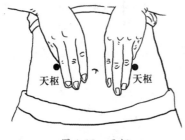

图1-15　天枢

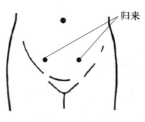

图1-16　归来

8）梁丘：郄穴

【定位】屈膝，在髂前上棘与髌骨外上缘连线上，髌骨外上缘上2寸（见图1-17）。

【主治】①急性胃病；②膝关节肿痛、下肢不遂等下肢病证；③乳痈、乳痛等乳疾。

9）犊鼻

【定位】屈膝，在髌韧带外侧凹陷中。犊鼻又名外膝眼（见图1-18）。

【主治】膝痛、屈伸不利、下肢麻痹等下肢及膝关节疾患。

10）足三里：合穴、胃下合穴

【定位】犊鼻下3寸，胫骨前嵴外1横指（中指）（见图1-18）。

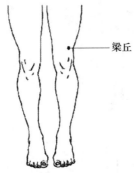

图 1-17　梁丘

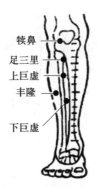

图 1-18　犊鼻、足三里、上巨虚、丰隆、下巨虚

【主治】①胃痛、呕吐、呃逆、腹胀、肠鸣、泄泻、痢疾、肠痈、便秘等胃肠病；②下肢痿痹；③头晕、失眠、癫狂；④虚劳羸瘦。

11）上巨虚：大肠下合穴

【定位】当犊鼻下 6 寸，胫骨前嵴外 1 横指（见图 1-18）。

【主治】①腹痛、腹胀、肠鸣、泄泻、痢疾、便秘、肠痈；②下肢痿痹。

12）丰隆：络穴

【定位】当外踝尖上 8 寸，条口外 1 寸，胫骨前嵴外 2 横指（见图 1-18）。

【主治】①咳嗽、痰多、癫、狂、痫证、头痛、眩晕；②下肢痿痹；③便秘、腹胀。

13）下巨虚：小肠下合穴

【定位】在小腿前外侧，髌骨下缘下 9 寸，胫骨前缘外 1 横指（见图 1-18）。

【主治】①小腹痛、腰脊痛引睾丸；②泄泻、痢疾、乳痈；③下肢痿痹。

4. 足太阴脾经及常用腧穴

（1）经脉循行

足太阴脾经起于足大趾内侧末端（隐白），沿着内侧赤白肉际，经第 1 跖趾关节向上行至内踝前，上行腿肚，交于足厥阴经之前，经膝股部内侧前缘，进入腹部，属脾络胃，穿过横膈，上行挟咽旁，连舌根，散舌下。

胃部支脉：从胃穿过膈，注于心中，与心经相接。

足太阴脾经经穴如图 1-19 所示。

（2）主治概要

本经腧穴主治脾胃病、妇科病、前阴病及经脉循行部位的其他病证。

（3）常用腧穴

本经单侧 21 穴，穴起隐白，止于大包。

1）三阴交：足太阴、厥阴和少阴经交会穴

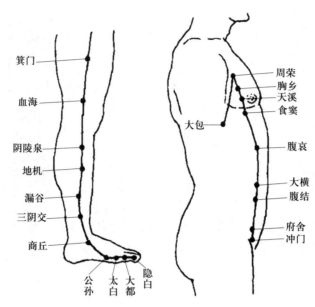

图 1-19 足太阴脾经经穴图

【定位】在小腿内侧，当内踝尖上 3 寸，胫骨内侧面后缘（见图 1-20）。

【主治】①肠鸣、腹胀、腹泻等脾胃虚弱证；②月经不调、痛经、带下、难产、阴挺、不孕等妇科病证；③遗精、阳痿、遗尿、水肿等生殖泌尿系统疾患；④失眠、多梦、高血压、中风；⑤下肢痿痹。

2）地机：郄穴

【定位】在内踝尖与阴陵泉穴的连线上，阴陵泉穴下 3 寸（见图 1-21）。

【主治】①痛经、崩漏、月经不调等妇科病；②腹痛、腹泻等脾胃病证；③小便不利、水肿等脾不运化水湿所引起的病证。

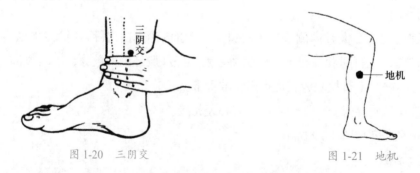

图 1-20 三阴交   图 1-21 地机

3）阴陵泉：合穴

【定位】在小腿内侧，当胫骨内侧髁后下方凹陷处（见图 1-22）。

【主治】①腹痛、腹胀、泄泻、痢疾、水肿、黄疸、小便不利、遗尿、尿失禁等；②膝痛。

4）血海

【定位】在大腿内侧，髌骨内上缘上 2 寸，当股四头肌内侧的隆起处（见图 1-23）。

【主治】①月经不调、痛经、崩漏、闭经；②风疹、湿疹、丹毒等皮肤病；③股内侧痛。

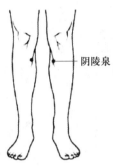

图 1-22　阴陵泉

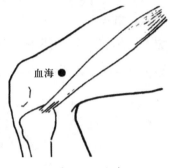

图 1-23　血海

5.手少阴心经及常用腧穴

（1）经脉循行

手少阴心经起于心中，出属心系（心与其他脏器相连的部位），向下穿过横膈，联络小肠。

向上的支脉：从心系，挟咽喉上行，连系于目系（眼球连系于脑的部位）。

直行的经脉：从心系，上行于肺部，再向下出于腋窝部（极泉），沿上臂内侧后缘，行于手太阴和手厥阴经的后面，至掌后豌豆骨部入掌内，沿小指桡侧至末端（少冲），交于手太阳小肠经。

手少阴心经经穴如图 1-24 所示。

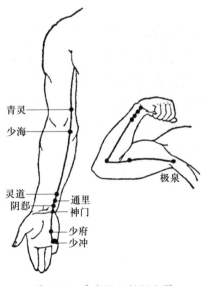

图 1-24　手少阴心经经穴图

（2）主治概要

本经腧穴主治心、胸、神志病及经脉循行部位的其他病证。

（3）常用腧穴

本经单侧9穴，穴起极泉，止于少冲。

1）通里：络穴

【定位】在前臂掌侧，当尺侧腕屈肌腱的桡侧缘，腕横纹上1寸（见图1-25）。

【主治】①心悸、怔忡；②目眩、咽喉肿痛、腕臂痛；③暴喑、舌强不语。

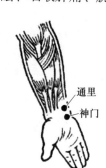

图1-25 通里、神门

2）神门：输穴、原穴

【定位】腕横纹尺侧端，尺侧腕屈肌腱的桡侧凹陷处（见图1-25）。

【主治】①心痛、心烦、怔忡、惊悸、健忘、不寐、癫、狂、痫证；②胸胁痛、掌中热、目黄。

6. 手太阳小肠经及常用腧穴

（1）经脉循行

手太阳小肠经起于手小指尺侧端（少泽），沿手外侧至腕部，直上沿前臂外侧后缘，经尺骨鹰嘴与肱骨内上髁之间，出于肩关节，绕行肩胛部，交于大椎（督脉），向下入缺盆部，联络心脏，沿食管过膈达胃，属于小肠。

缺盆部支脉：沿颈部上达面颊，至目外眦，转入耳中（听宫）。

颊部支脉：上行目眶下，抵于鼻旁，至目内眦（睛明），交于足太阳膀胱经。

手太阳小肠经经穴如图1-26所示。

（2）主治概要

本经腧穴主治头、项、耳、目、喉咽等部位疾病，热病，神志病及经脉循行部位的其他病证。

（3）常用腧穴

本经穴起少泽，止于听宫。

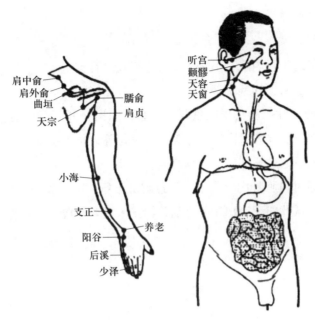

图 1-26　手太阳小肠经经穴图

1）后溪：输穴，八脉交会穴（通督脉）

【定位】微握拳，在第五掌指关节尺侧后方，第五掌骨小头后下方的凹陷中取穴。

简便取穴法：微握拳，在手掌尺侧，掌横纹头赤白肉际处（见图 1-27）。

【主治】①手指、肩臂麻木、疼痛，耳鸣、耳聋、咽喉肿痛；②热病、癫狂；③头项强痛、腰背痛。

2）天宗

【定位】在肩胛部，当肩胛骨冈下窝中央凹陷处，约当肩胛冈下缘与肩胛下角之间的上 1/3 折点处（见图 1-28）。

【主治】①肩胛痛、肩背部损伤等局部病证；②气喘。

3）听宫

【定位】在耳屏前，下颌骨髁状突的后方，张口时呈凹陷处（见图 1-29）。

【主治】耳聋、耳鸣、聤耳、牙关不利、齿痛等局部病证。

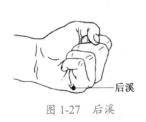

图 1-27　后溪

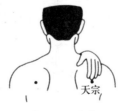

图 1-28　天宗

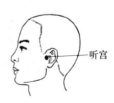

图 1-29　听宫

7.足太阳膀胱经及常用腧穴

（1）经脉循行

足太阳膀胱经起于目内眦，上额，交会于巅顶（百会）。

巅顶部支脉：从头顶到颞颥部。

巅顶部直行的支脉：从头顶入里联络于脑，回出分开下行项后，沿肩胛部内侧，挟脊柱，到达腰部，从脊旁肌肉进入体腔，联络肾脏，属于膀胱。

腰部支脉：向下通过臀部，进入腘窝内。

项部支脉：通过肩胛骨内缘直下，经过臀部下行，沿大腿后外侧与腰部下来的支脉会合于腘窝中。从此向下，出于外踝后，沿第5跖骨粗隆，至小趾外侧端（至阴），与足少阴经相接。

足太阳膀胱经经穴如图1-30所示。

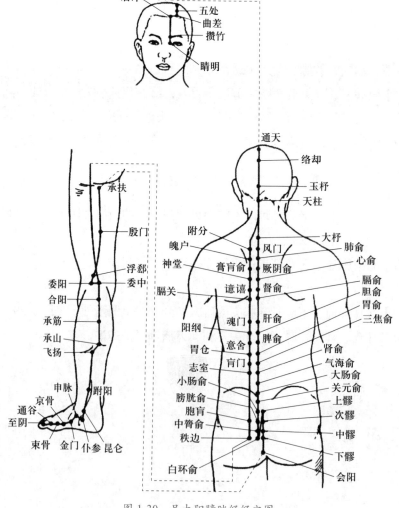

图 1-30　足太阳膀胱经经穴图

（2）主治概要

本经腧穴主治目、头、项、背、腰、下肢部病证及神志病。背部第 1 侧线的背俞穴及与第 2 侧线相平的腧穴，主治与其相关的脏腑病证和有关的组织器官病证。

（3）常用腧穴

本经单侧 67 穴，穴起睛明，止于至阴。

1）风门

【定位】第 2 胸椎棘突下，后正中线旁开 1.5 寸（见图 1-30）。

【主治】①感冒、咳嗽、发热、头痛等表证；②项强、胸背痛。

2）肺俞：肺之背俞穴

【定位】第 3 胸椎棘突下，后正中线旁开 1.5 寸（见图 1-30）。

【主治】①咳嗽、气喘、咳血等肺部病证；②盗汗、骨蒸潮热等阴虚病证。

3）心俞：心之背俞穴

【定位】第 5 胸椎棘突下，后正中线旁开 1.5 寸（见图 1-30）。

【主治】①心痛、惊悸、失眠、健忘、癫痫等心与神志病变；②咳嗽、气喘等肺系疾病；③盗汗、遗精。

4）膈俞：八会穴之血会

【定位】当第 7 胸椎棘突下，后正中线旁开 1.5 寸（见图 1-30）。

【主治】①咳、喘、呕吐、呃逆；②腰背痛；③风疹、瘾疹；④血证。

5）肝俞：肝之背俞穴

【定位】当第 9 胸椎棘突下，后正中线旁开 1.5 寸（见图 1-30）。

【主治】①黄疸、胁痛、目赤、目眩、雀目；②腰背痛；③癫、狂、痫证。

6）脾俞：脾之背俞穴

【定位】第 11 胸椎棘突下，后正中线旁开 1.5 寸（见图 1-30）。

【主治】①腹胀、黄疸、呕吐、泄泻、痢疾、便血、水肿；②腰背痛。

7）胃俞：胃之背俞穴

【定位】当第 12 胸椎棘突下，后正中线旁开 1.5 寸（见图 1-30）。

【主治】①胃痛、呕吐、腹胀、肠鸣；②腰背痛。

8）肾俞：肾之背俞穴

【定位】当第 2 腰椎棘突下，后正中线旁开 1.5 寸（见图 1-30）。

【主治】①肾虚所致的头昏目眩、耳鸣、耳聋、水肿、气喘、泄泻、遗精、阳痿、遗尿、月经不调、带下；②腰背痛。

9）大肠俞：大肠之背俞穴

【定位】当第 4 腰椎棘突下，后正中线旁开 1.5 寸（见图 1-30）。

【主治】①腹胀、肠鸣、泄泻、便秘；②腰腿痛。

10）次髎

【定位】当髂后上棘下与后正中线之间，适在第2骶后孔处（见图1-30）。

【主治】①月经不调、痛经、带下、小便不利；②腰痛、下肢痿痹。

11）膏肓俞

【定位】当第4胸椎棘突下，后正中线旁开3寸（见图1-30）。

【主治】咳嗽、气喘、肺痨、健忘、遗精、完谷不化等诸虚劳损之疾。

12）委中：合穴、膀胱下合穴

【定位】腘横纹中点，当股二头肌腱与半腱肌肌腱的中间（见图1-30）。

【主治】①腰背痛、下肢痿痹等腰及下肢病证；②腹痛、急性吐泻；③小便不利、遗尿；④丹毒。

13）承山

【定位】腓肠肌两肌腹之间凹陷的顶端处，约在委中与昆仑之间中点处（见图1-30）。

【主治】①腿痛拘急、疼痛；②痔疾、便秘。

14）昆仑：经穴

【定位】外踝尖与跟腱之间的凹陷处（见图1-30）。

【主治】①后头痛、项强、腰骶疼痛、足踝肿痛等痛证；②癫痫；③滞产。

15）至阴：井穴

【定位】足小趾外侧趾甲根角旁0.1寸（见图1-30）。

【主治】①头痛、鼻塞、鼻衄、目痛；②胎位不正、难产、胞衣不下。

8. 足少阴肾经及常用腧穴

（1）经脉循行

足少阴肾经起于足小趾之下，斜向足心（涌泉），出于足舟骨粗隆下，沿内踝后向上行于腿肚内侧，经股内后缘，通过脊柱，属于肾脏，联络膀胱。另有分支向上行于腹部前正中线旁0.5寸，胸部前正中线旁2寸，止于锁骨下缘。

肾部直行支脉：从肾向上通过肝和横膈，进入肺中，沿着喉咙，挟于舌根部。

肺部支脉：从肺部出来，络心，流注于胸中，与手厥阴心包经相接。

足少阴肾经经穴如图1-31所示。

（2）主治概要

本经腧穴主治妇科病、前阴病，肾、肺、肝、心、咽喉等部位疾病及经脉循行部位的其他病证。

（3）常用腧穴

本经单侧27穴，穴起涌泉，止于俞府。

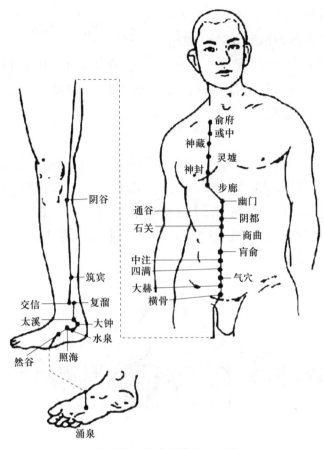

图 1-31　足少阴肾经经穴图

1）涌泉：井穴

【定位】足趾跖屈时，约当足底（去趾）前 1/3 凹陷处（见图 1-31）。

【主治】①高热、昏厥、中暑、癫、狂、痫；②头痛、目眩、咽喉痛、失声；③足心热。

2）太溪：输穴、原穴

【定位】内踝高点与跟腱后缘连线的中点凹陷处（见图 1-32）。

【主治】①头痛、目眩、失眠、健忘、遗精、阳痿等肾虚证；②咽喉肿痛、齿痛、耳鸣、耳聋等阴虚病证；③咳嗽、气喘、咯血、胸痛等肺部疾患；④消渴、小便频数、便秘；⑤月经不调；⑥腰脊痛，下肢厥冷。

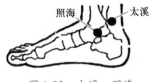

图 1-32　太溪、照海

3）照海：八脉交会穴（通于阴跷脉）

【定位】内踝高点正下缘凹陷处（见图 1-32）。

【主治】①失眠、癫痫等精神、神志疾患；②咽喉干痛、目赤肿痛等五官热性疾患；③月经不调、带下、阴挺等妇科病证；④小便频数、癃闭。

9. 手厥阴心包经及常用腧穴

（1）经脉循行

手厥阴心包经起于胸中，出属心包络，向下穿过横膈，依次联络上、中、下三焦。

胸部支脉：沿胸中，出于胁肋至腋下（天池），上行至腋窝中，沿上臂内侧行于手太阴和手少阴经之间，经肘窝下行于前臂中间进入掌中，沿中指至指端（中冲）。

掌中支脉：从劳宫分出，沿无名指到指端（关冲），与手少阳三焦经相接。

手厥阴心包经经穴如图 1-33 所示。

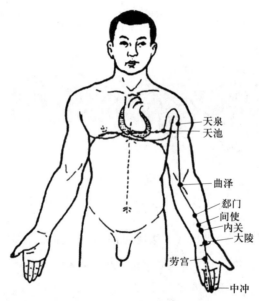

图 1-33　手厥阴心包经经穴图

（2）主治概要

本经腧穴主治胃、心、胸、神志病及经脉循行部位的其他病证。

（3）常用腧穴

本经单侧 9 穴，穴起天池，止于中冲。

1）曲泽：合穴

【定位】肘微屈，肘横纹中，肱二头肌腱的尺侧缘（见图 1-34）。

【主治】①心痛、心悸、善惊等心系病证；②胃痛、呕血、呕吐等热性胃病；③暑热病；④肘臂挛痛。

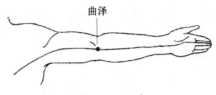

图 1-34　曲泽

2）内关：络穴，八脉交会穴（通于阴维脉）

【定位】腕横纹上 2 寸，掌长肌腱与桡侧腕屈肌腱之间（见图 1-35）。

【主治】①心痛、胸闷、心动过速或过缓等心疾；②胃痛、呕吐、呃逆等胃腑病证；③中风；④失眠、抑郁、癫、狂、痫等神志病证；⑤眩晕症；⑥肘臂挛痛。

3）大陵：原穴、输穴

【定位】腕横纹中央，掌长肌腱与桡侧腕屈肌腱之间（见图 1-35）。

【主治】①心痛、心悸、胸胁满痛；②胃痛、呕吐、口臭等胃腑病证；③癫、狂、痫等神志疾患；④臂肘挛痛。

4）劳宫：荥穴

【定位】掌心横纹中，第 2、3 掌骨之间。简便取穴法：握拳，中指尖下是穴（见图 1-36）。

【主治】①中风昏迷、中暑等急症；②心痛、烦闷、癫、狂、痫等神志疾患；③口疮，口臭；④鹅掌风。

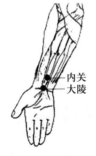

图 1-35　内关、大陵

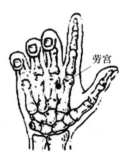

图 1-36　劳宫

10. 手少阳三焦经及常用腧穴

（1）经脉循行

手少阳三焦经起于无名指末端（关冲），上行于第 4、5 掌骨间，沿腕背、出于前臂外侧尺桡骨之间，经肘尖沿上臂外侧达肩部，交大椎，再向前入缺盆部，分布于胸中，络心包，穿过横膈，属于上、中、下三焦。

胸中支脉：从胸向上出于缺盆部，上走项部，沿耳后直上至额角，再下行经面颊部至目眶下。

耳部支脉：从耳后入耳中，到达耳前，与前脉交叉于面颊部，到目外眦，与足少阳胆经相接。

手少阳三焦经经穴如图1-37所示。

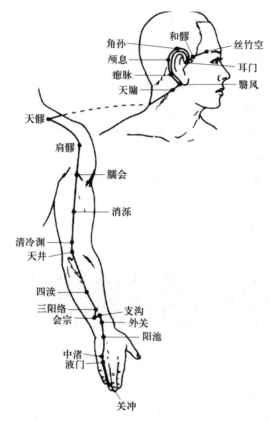

图1-37　手少阳三焦经经穴图

（2）主治概要

本经腧穴主治侧头、耳、目、颊、咽喉、胸胁病，热病及经脉循行部位的其他病证。

（3）常用腧穴

本经单侧23穴，穴起关冲，止于丝竹空。

1）外关：络穴，八脉交会穴（通于阳维脉）

【定位】腕背横纹上2寸，尺骨与桡骨正中间（见图1-37）。

【主治】①热病；②头痛、目赤肿痛、耳鸣、耳聋等头面五官病证；③瘰疬；④胁肋痛；⑤上肢痿痹不遂。

2）肩髎

【定位】肩峰后下方，上臂外展时，当肩髃穴后寸许凹陷中（见图1-37）。

【主治】肩臂疼痛不举、上肢痿痹。

3）翳风

【定位】耳后乳突前下方与下颌角之间的凹陷处（见图1-38）。

【主治】①耳鸣、耳聋等耳疾；②口眼㖞斜、面瘫、牙关紧闭、颊肿等面、口病证；③瘰疬。

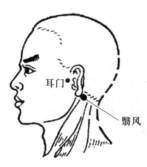

图1-38 翳风、耳门

4）耳门

【定位】耳屏上切迹前，下颌骨髁状突后缘，张口有凹陷处（见图1-38）。

【主治】①耳鸣、耳聋、聤耳等耳疾；②齿痛、颈颌痛。

11. 足少阳胆经及常用腧穴

（1）经脉循行

足少阳胆经起于目外眦（瞳子髎），向上到达额角，向后行至耳后（风池），经颈、肩部后下入缺盆；耳部支脉从耳后进入耳中，出走耳前，到目外眦后方；外眦部支脉，从外眦部分出，下走大迎，上达目眶下，下行经颊车，由颈部向下会合前脉于缺盆；从缺盆部发出内行支进入胸中，通过横膈，联系肝胆，经胁肋内，下达腹股沟动脉部，再经过外阴毛际，横行入髋关节部（环跳）；从缺盆部发出的外行支，下经腋、侧胸、季肋部与前脉会合于髋关节部，再向下沿着大腿外侧、膝外侧、腓骨前、腓骨下段、外踝前至足背，沿足背下行止于第4趾外侧（足窍阴）。

足背部支脉：从足临泣处分出，沿第1、2跖骨之间，至大趾端（大敦）与足厥阴经相接。

足少阳胆经经穴如图1-39所示。

（2）主治概要

本经腧穴主治肝胆病，侧头、目、耳、咽喉、胁肋病，神志病，热病及经脉循行部位的其他病证。

（3）常用腧穴

本经单侧44穴，穴起瞳子髎，止于足窍阴。

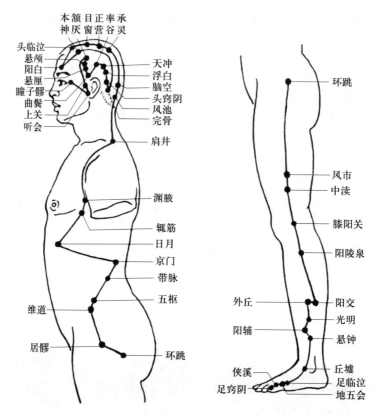

图 1-39　足少阳胆经经穴图

1）风池

【定位】在枕骨之下，后发际正中上 1 寸旁开，胸锁乳突肌与斜方肌上端之间的凹陷处（见图 1-40）。

【主治】①头痛、眩晕、耳鸣、抽搐、痫证、小儿惊风；②感冒、鼻塞、目赤肿痛、口眼歪斜；③颈项强痛。

2）肩井

【定位】在肩上，当大椎与锁骨肩峰端连线的中点（见图 1-41）。

【主治】①颈项强痛，肩背疼痛，上肢不遂；②乳痈、乳汁不下、难产等妇产科疾病。

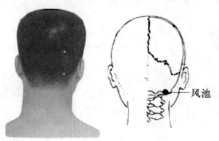

图 1-40　风池

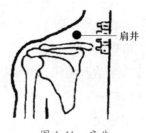

图 1-41　肩井

3）环跳

【定位】侧卧屈股，在股骨大转子最高点与骶管裂孔连线的外 1/3 与内 2/3 交点处（见图 1-39）。

【主治】腰胯疼痛、下肢痿痹、半身不遂等腰腿部疾患。

4）阳陵泉：合穴，胆下合穴，八会穴之筋会

【定位】腓骨小头前下方凹陷中（见图 1-39）。

【主治】①黄疸、胁痛、口苦、呕吐、吞酸等肝胆犯胃病证；②膝肿痛、下肢痿痹及麻木等下肢、膝关节疾患；③小儿惊风。

5）光明：络穴

【定位】在外踝尖上 5 寸，腓骨前缘（见图 1-39）。

【主治】①目视不明、目痛、夜盲；②下肢痿痹。

6）悬钟：又称绝骨，八会穴之髓会

【定位】在外踝尖上 3 寸，腓骨前缘（见图 1-39）。

【主治】①痴呆、中风等髓海不足疾患；②颈项强痛、胸胁满痛、下肢痿痹。

12. 足厥阴肝经及常用腧穴

（1）经脉循行

足厥阴肝经起于足大趾上毫毛部（大敦），经内踝前向上，至内踝上八寸处交出于足太阴经之后，上行沿股内侧，进入阴毛中，绕阴器，上达小腹，挟胃旁，属肝络胆，过膈，分布于胁肋，沿喉咙后面，向上入鼻咽部，连接于目系，上出于前额，与督脉会合于巅顶。

目系支脉：下行颊里、环绕唇内。

肝部支脉：从肝分出，过膈，向上流注于肺，与手太阴肺经相接。

足厥阴肝经经穴如图 1-42 所示。

（2）主治概要

本经腧穴主治肝、胆、脾、胃病，妇科、前阴病及经脉循行部位的其他病证。

（3）常用腧穴

本经单侧 14 穴，穴起大敦，止于期门。

1）行间：荥穴

【定位】在第 1、2 趾间，趾蹼缘的后方赤白肉际处（见图 1-43）。

【主治】①中风、癫痫、头痛、目眩、目赤肿痛、青盲、口歪等肝经风热病证；②月经不调、痛经、闭经、崩漏、带下等妇科经带病证；③阴中痛、疝气、遗尿、癃闭、淋证等前阴小便病证；④胸胁满痛。

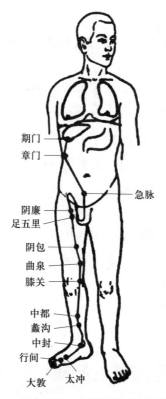

图 1-42　足厥阴肝经经穴图

2）太冲：输穴、原穴

【定位】在足背，第 1、2 跖骨结合部的前方凹陷处（见图 1-43）。

【主治】①中风、癫、狂、痫、小儿惊风；②头痛、眩晕、耳鸣、目赤肿痛、口眼歪斜、咽痛等肝经风热病证；③月经不调、痛经、闭经、崩漏、带下等妇科经带病证；④黄疸、胁痛、腹胀、呕逆等肝胃病证；⑤遗尿、癃闭；⑥下肢痿痹、足跗肿痛。

3）章门：脾之募穴，八会穴之脏会

【定位】在侧腹部，当第 11 肋游离端的下方（见图 1-44）。

【主治】腹痛、腹胀、泄泻、胁痛、痞块。

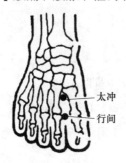

图 1-43　行间、太冲

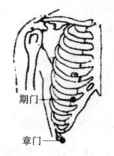

图 1-44　章门、期门

4）期门：肝之募穴

【定位】在乳头直下，第6肋间隙，前正中线旁开4寸（见图1-44）。

【主治】①腹胀、呕吐、吞酸、呃逆等肝胃病证；②胸胁胀痛、乳痈。

13. 督脉及常用腧穴

（1）经脉循行

督脉起于小腹内，下出于会阴部，向后、向上行于脊柱的内部，上达项后风府，进入脑内，上行巅顶，沿前额下行鼻柱，止于上唇内龈交穴。

督脉穴图如图1-45所示。

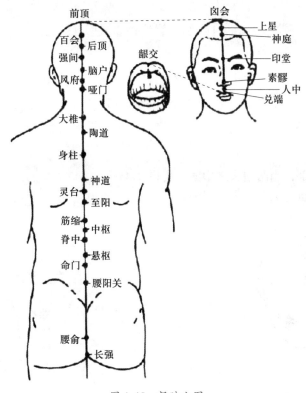

图 1-45　督脉穴图

（2）主治概要

本经腧穴主治神志病，热病，腰骶、背、头项等经脉循行部位的病证及相应的内脏病证。

（3）常用腧穴

本经穴起长强，止于龈交。

1）腰阳关

【定位】在后腰部正中线上，第4腰椎棘突下凹陷中（见图1-45）。

【主治】①腰骶痛、下肢痿痹；②月经不调、带下、遗精、阳痿等生殖生育疾病。

2）命门

【定位】在后腰部正中线上，第2腰椎棘突下凹陷中（见图1-45）。

【主治】①腰脊强痛、下肢痿痹；②月经不调、赤白带下、痛经、经闭、不孕等妇科病证；③遗精、阳痿、精冷不育、小便频数等男性肾阳不足性病证；④小腹冷痛、腹泻。

3）大椎

【定位】在后腰部正中线上，第7颈椎棘突下凹陷中（见图1-45）。

【主治】①热病、疟疾、发热恶寒、咳嗽、气喘等外感病证；②骨蒸潮热；③癫、狂、痫、小儿惊风等神志病证；④项强、脊痛；⑤风疹、痤疮。

4）百会

【定位】在前发际正中直上5寸，或两耳尖连线的中点处（见图1-46）。

【主治】①痴呆、中风、失语、失眠、健忘、癫、狂、痫、癔症等神志病证；②头风、头痛、眩晕、耳鸣等头面病证；③脱肛、阴挺、胃下垂等气不固摄所致的下陷证。

5）印堂

【定位】在额部，当两眉头之中间（见图1-47）。

【主治】①痴呆、痫证、失眠、健忘；②头痛、眩晕；③小儿急慢惊风。

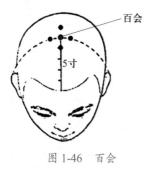

图1-46　百会

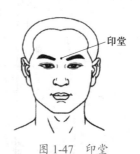

图1-47　印堂

14. 任脉及常用腧穴

（1）经脉循行

任脉起于小腹内，下出会阴部，向上行于阴毛部，沿腹内向上经前正中线到达咽喉部，再向上环绕口唇，经面部进入目眶下，联系于目。

任脉循行图如图1-48所示。

（2）主治概要

本经腧穴主治腹、胸、颈、咽喉、头面的局部病证及相应的内脏器官疾病。少数腧穴有强壮作用或可治神志病。

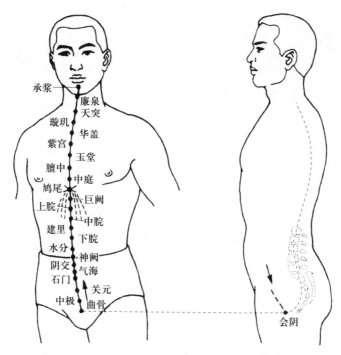

图 1-48　任脉循行图

（3）常用腧穴

本经 24 穴，穴起会阴，止于承浆。

1）中极：膀胱之募穴

【定位】前正中线上，脐下 4 寸（见图 1-48）。

【主治】①遗尿、小便不利、癃闭等泌尿系病证；②遗精、阳痿、不育等男科病证；③月经不调、崩漏、阴挺、阴痒、不孕、恶露不尽、带下等妇科病证。

2）关元：小肠之募穴

【定位】前正中线上，脐下 3 寸（见图 1-48）。

【主治】①中风脱证、虚劳冷惫、羸瘦无力等元气虚损证；②小腹疼痛、疝气；③腹泻、痢疾、脱肛、便血等肠腑病证；④五淋、尿血、尿闭、尿频等泌尿系病证；⑤遗精、阳痿、早泄、白浊等男科病；⑥月经不调、痛经、闭经、崩漏、带下、阴挺、恶露不尽、胞衣不下等妇科病证。

3）气海

【定位】前正中线上，脐下 1.5 寸（见图 1-48）。

【主治】①虚脱、形体羸瘦、脏气衰惫、乏力等气虚病证；②水谷不化、绕脐疼痛、腹泻、痢疾、便秘等肠腑病证；③小便不利、遗尿、遗精、阳痿、疝气；④月经不调、痛经、闭经、崩漏、带下、阴挺、恶露不尽、胞衣不下等妇科病证。

4）神阙

【定位】脐窝中央（见图1-48）。

【主治】①虚脱、中风脱证等元阳暴脱证；②腹痛、腹胀、腹泻、痢疾、便秘、脱肛等肠腑病证；③水肿、小便不利。

5）中脘：胃之募穴，八会穴之腑会

【定位】前正中线上，脐上4寸（见图1-48）。

【主治】①胃痛、腹胀、纳呆、呕吐、吞酸、呃逆、小儿疳积等脾胃病证；②黄疸。

6）膻中：心包之募穴，八会穴之气会

【定位】前正中线上，平第4肋间隙，或两乳头连线与前正中线的交点处（见图1-49）。

【主治】①咳嗽、气喘、胸闷、心痛、噎膈、呃逆等胸中气机不畅的病证；②乳少、乳痈、乳癖等乳房疾患。

7）廉泉

【定位】微仰头，在喉结上方，当舌骨体上缘的凹陷处（见图1-50）。

【主治】中风失语、暴喑、吞咽困难、舌缓流涎、舌下肿痛、口舌生疮、喉痹等咽喉口舌病证。

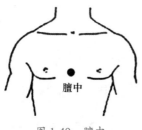

图1-49　膻中

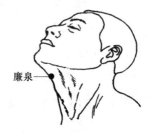

图1-50　廉泉

15. 常用经外奇穴

（1）四神聪

【定位】在头顶部，当百会穴前后左右各1寸，共4穴（见图1-51）。

【主治】①中风、头痛、眩晕、失眠、癫痫、狂乱；②目疾。

（2）太阳

【定位】在颞部，当眉梢与目外眦之间，向后约1横指的凹陷处（见图1-52）。

【主治】头痛、目疾、面瘫。

（3）安眠

【定位】在翳风与风池穴连线的中点（见图1-52）。

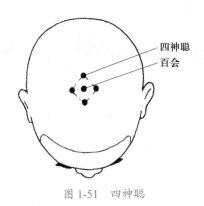

图 1-51　四神聪

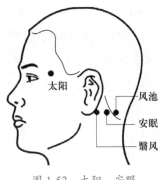

图 1-52　太阳、安眠

【主治】失眠、头痛、眩晕。

（4）定喘

【定位】在背上部，当第 7 颈椎棘突下，旁开 0.5 寸（见图 1-53）。

【主治】①哮喘、咳嗽；②落枕、肩背痛。

（5）夹脊

【定位】在背腰部，当第 1 胸椎至第 5 腰椎棘突下两侧，后正中线旁 0.5 寸，一侧 17 穴，左右共 34 穴（见图 1-53）。

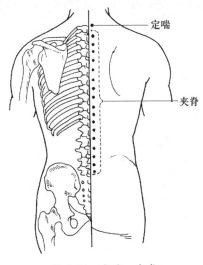

图 1-53　定喘、夹脊

【主治】①上胸部穴位治疗心肺、上肢疾患；②下胸部穴位治疗肝胆、脾胃疾患；③腰部穴位治疗腰腹及下肢疾患。

（6）子宫

【定位】在脐下 4 寸，前正中线旁开 3 寸（见图 1-54）。

【主治】月经不调、痛经、崩漏、不孕、子宫脱垂等妇科疾患。

（7）三角灸

【定位】以患者两口角的长度为一边，脐中心为顶角，底边成水平线，作一等边三角形，于两底角处取穴（见图1-54）。

【主治】疝气奔豚，绕脐腹痛，不孕等妇科疾病。

（8）膝眼

【定位】屈膝，在髌韧带两侧凹陷处。在内侧的称内膝眼，在外侧的称外膝眼（见图1-55）。

【主治】膝痛、腿痛、脚气。

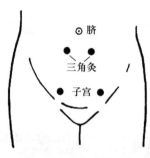

图 1-54　子宫、三角灸

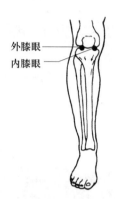

图 1-55　膝眼

第 6 节　养生学说

一、养生的基本概念

养生，又称摄生、道生、保生等，是根据生命活动的规律，为保养身体、颐养身心、增强体质、增进健康、预防疾病、延年益寿所进行的保健活动。

中医养生学是以中医理论为指导，研究人类生命规律，探索衰老的机制以及防病保健、抗老延寿方法的一门学科。

二、养生的意义

1. 增强体质，保持健康

中医养生学认为，人体保持健康的重要因素之一是增强体质。一般来说，体质强壮的人不易患病，容易保持健康，体质虚弱的人易感邪气而患病。

不同的体质应采取不同的养生方法，先天体质较强之人，应注意保养，不可任意克伐，忽视养生，否则，体质会由强转弱；先天不足之人，应从饮食、起居、情志、劳逸等方面进行调摄，体质也可由弱转强。

2. 抵御邪气，预防疾病

（1）未病先防

未病先防是指在疾病未发生之前，采取各种措施防止疾病发生。疾病的发生涉及正邪两个方面，正气不足是疾病发生的根本原因，邪气的入侵是疾病发生的重要条件。正如《黄帝内经·素问·刺法论》所说："正气存内，邪不可干。"因此，未病先防必须从两个方面着手，一是增强正气，提高抗病能力；二是避其邪气，防止病邪入侵。

1）增强正气。提高抗病能力可以通过调摄精神情志、合理饮食、起居有常、劳逸结合、加强身体锻炼、保健灸疗、合理使用适当药物等方法来实现。

2）避其邪气。防止病邪入侵要求做到讲究卫生，防止环境、水源和食物的污染，根据四时气候的变化及时增减衣被，疫病流行时应"避其毒气"并做好消毒隔离工作等，这些都是防止病邪入侵的有效方法。此外，还要注意防范各种外伤和虫兽伤等。

（2）既病防变

既病防变是指疾病已经发生，应采取各种措施防止疾病发展和传变。既病防变措施包括早期诊治和防止传变。

早期诊治是指在疾病初期，病情轻、病位浅、正气尚未严重损耗时，尽快明确诊断并及时治疗，防止疾病由轻转重、由浅入深。防止传变是指在认识和掌握疾病发展及其传变途径的基础上，采取及时而有效的防治措施，制止疾病的发展和恶化。

3. 延缓衰老，颐养天年

衰老是指随着年龄的增长，机体各脏腑组织器官的功能全面地逐渐降低的过程。常见的特征有：皮肤松弛，缺少弹性，皱纹增加，色素沉着，头发变白、脱落，反应迟钝，行动缓慢，视力减退，听力下降，食欲不振，睡眠不安，记忆力衰退，性功能下降，抗病力降低等。人类具有相对固定的寿命期限，有着生、长、壮、老、已的生命过程，衰老是不可抗拒的自然规律。纵观古今百岁老人长寿的奥秘，关键就在于掌握了养生之道，调摄得当。

三、养生的基本原则

1. 天人相应，顺应自然

根据自然界的变化规律，并顺应自然界的运动变化来进行调摄，可使机体脏腑的活动与天地阴阳保持协调，从而维持机体的健康。中医学倡导春夏养阳、秋冬养阴，起居有常，衣着适当，调配饮食，以适应四时气候、地区方域等外界环境变化，均是天人相应，顺应自然以养生的具体体现。

2. 身心合一，形神共养

人的形体与精神活动具有相互依存、不可分离的密切关系。形者神之质，神者形之用；形为神之基，神为形之主；无形则神无以生，无神则形不可活。这种神形合一的生命观，是形神共养之养生原则的理论依据。形神共养是指不仅要保养形体，而且还要调摄精神，使形体强健、精力充沛，身体和精神得到协调发展，才能保持生命的健康长寿。

养形的具体内容非常广泛，包括调饮食、适劳逸、节欲保精、慎起居、避寒暑、勤锻炼等养生方法，这些方法可以使人体脏腑功能强盛，气血津液充足，肌肉丰满，筋骨强健，经络通畅。

养神主要是指调摄精神情志，使人体的心理保持平衡和健康。神是生命的主宰，宜清静内守，而不宜躁动妄泄。故中医养生观以调神为第一要义，守神以全形，通过清静养神、四气调神、积精养神、修性怡神、气功练神等，以保持精神的清静，加强精神修养，使寿命得以延长。

3. 动静结合，协调平衡

动和静是物质运动的两种方式。从阴阳划分上，动为阳，静为阴，动与静之间存在着对立制约、互根互用的关系，并在运动中保持着动态平衡。这一理论用来阐述人体，表现为功能和形体、阳气和阴血之间也存在着动静关系。人体的功能是生命力的表现，即生命不停，则人体的功能就运动不止。形体是人体的物质基础，是相对安静和稳定的。只有功能和形体相结合，人体才能保持正常和健康。同样，阳气在人体内主动，是人体生理功能产生的动力；阴血在人体内主静，是营养人体和构成人体的基本物质。只有阳气和阴血相结合，才能做到气血调和，精力旺盛。根据这些理论，养生学提出，人体可以通过清静养神和运动养形达到动静结合、协调平衡，从而保持机体健康。

4. 调养脏腑，脾肾为先

脏腑是人体组织器官的重要组成部分，其功能是化生和储藏精气。若脏腑的功能强健、精气充足，则血脉畅通，皮肉、筋骨强健，生命活动旺盛；若脏腑功能衰退、精气不足，则气血亏虚、形体失养，邪气容易侵犯而发病，导致早衰。脏腑功能正常，人体才能健康长寿，所以调养脏腑是养生的一个重要原则。

调养脏腑，首先要保精护肾，即利用各种手段和方法来调养肾精，使肾之精气充足，体健神旺，从而达到延年益寿的目的。肾藏精，肾中精气充足，能激发其他脏腑的功能，补充气血津液，从而促进人体生长发育、促进生殖功能并维持脏腑功能正常，故称肾为"先天之本"。可以从节制房事、灸疗保健、运动保健、导引固肾、按摩益肾、食疗补肾及药物调治等方面来进行调理。

调养脏腑还要重视脾，脾能把饮食化为水谷精微，并运送到相应的脏腑，脏腑只有得到这些精微，才能不断化生精气并充养全身，满足人体生长、发育和生命活动的需要，维持人体正常的生理功能，故称脾为"后天之本"。调养脾，使其功能正常，才能保证人体的营养物质充足，保持健康和长寿。调养脾主要应从饮食调养和情志调养来进行。

四、养生的主要方法

1. 体质调护

体质调护应根据不同的体质类型，在饮食、生活起居、运动锻炼等方面因人、因体质而异，合理调摄。

2. 饮食调养

可以从以下四个方面进行饮食调养。

（1）饮食有节：饮食定时定量，不可过饥或过饱。

（2）饮食卫生：注意饮食卫生，不吃不洁、腐败变质的食物，或自死、疫死的家畜。

（3）不可偏嗜：克服饮食偏嗜，寒温适宜。

（4）药膳保健：合理选用具有防治疾病和保健强身作用的膳食。

3. 运动养生

运动具有促进气血流畅、调节精神情志等作用，通过运动可以促进脏腑组织的功能活动，增强体质、防病健身、延年益寿。但应注意运动量要适度，要因人而异，做到形劳而不倦，循序渐进，运动量由小到大，持之以恒。

4. 经络保健

经络保健即运用各种不同的刺激方法，刺激穴位或一定部位，发挥疏通经络、调和气血、调整脏腑的功能，以达到防治疾病、强身健体的目的。具体方法有蕲艾保健灸疗、保健按摩、穴位贴敷、拔罐、刮痧等。

5. 药物养生

药物养生即通过服食某些药物，提高机体的免疫功能，有效地防止病邪侵袭，从而起到预防疾病发生的作用。如中草药板蓝根、大青叶预防流感、腮腺炎，茵陈、贯众预防肝炎等。药物养生不可滥用，应辨证施养，因人、因时、因地制宜。

6. 起居调养

起居调养应做到顺时养生、起居有常、劳逸适度。

7. 娱乐养生

通过轻松愉快、活泼多样的活动，在美好的生活气氛和高雅的情趣之中，使人们舒畅情志、怡养心神、增加智慧、动筋骨、活气血、锻炼身体、增强体质，寓养生于娱乐之中，从而达到养神健形、延年益寿的目的，这种养生方法称为娱乐养生。

娱乐养生的方法很多，如琴棋书画、旅游、垂钓等，均可怡神养性、防病健身。但娱乐养生应该注意以下事宜。

（1）因人而异

根据不同的年龄、职业、生活环境、文化修养、性格、气质，选择不同的娱乐形式，才能起到好的养生作用。

（2）保持轻松愉快的心情

只求调养身心，切勿争强好胜，勿做力不从心的活动，以免损伤身体。

（3）和谐适度

不可沉迷其中，娱乐太过于身体非但无益，反而有害。

8. 精神调养

精神调养是在"天人相应"整体观念的指导下，通过怡养心神、调摄情志、调剂生活等方法，达到保养身体、减少疾病、保持健康、延年益寿的目的。精神调养包括两个方面的内容。

（1）神志养生法

神志是指人的精神、意识及思维活动。神志养生法是通过内心世界的自我调节，排除贪念，保持心态平和，从而健康长寿的方法。神志养生的内容包括清净养神、立志养德和修身养性。

（2）情志养生法

情志是指外界各种客观事物作用于人体所产生的情绪反应，即七情：喜、怒、忧、思、悲、恐、惊。情志养生法是通过对外界客观环境或事物情绪反映进行自我调节，并转变自己错误的思维方式，将心情调节到最佳状态，从而健康长寿的方法。具体方法如下。

1）戒骄戒躁。是指要注意避免自己的骄傲与急躁情绪，保持心态平和。

2）善调情绪。是指要善于化解不良情绪，使自己的情绪达到最佳水平。有以下四种常用的情绪调节方法。

①节制法：调和、节制情感，防止七情过极，达到心理平衡，做到遇事戒怒和宠辱不惊。

②疏泄法：把积聚、抑郁在心中的不良情绪通过适当的方式宣达、发泄出去，以尽快恢复心理平衡，可采用直接发泄和疏导宣散的方法。

③转移法：可采用升华超脱、移情易性或运动移情等方法节制不良情绪，保持平和的心态。

④五脏情志制约法：以情胜情。

3）避生三气。是指在日常生活中要避免生闲气、怨气和闷气。

第7节 中医诊断技巧

一、四诊

1. 望诊

望诊是医生通过视觉来观察病人的神色形态、局部表现、舌象、分泌物和排泄物的色质等来诊察疾病的方法。望诊在中医诊断学中占有重要地位，被列为四诊之首，并有"望而知之谓之神"的说法。

望诊应在充足的自然光线下进行，并注意诊室内温度适宜。诊察时病人应充分暴露受检部位，以便医生能清楚地进行观察。望诊的内容包括望神、望面色、望形态、望局部情况、望皮肤、望分泌物与排泄物、望舌等。

2. 闻诊

闻诊是医生通过听声音和嗅气味等方法了解病体发出的异常声音和气味，以诊察病情的方法。

听声音，主要是听患者言语气息的高低、强弱、清浊、缓急等变化，以及咳嗽、呕吐、呃逆、嗳气等声响的异常，以分辨病情的寒、热、虚、实。

嗅气味，主要是嗅患者病体、分泌物、排出物、病室等的异常气味。嗅气味可以了解病情，判断疾病的属性。

3. 问诊

问诊是医生通过询问病人及家属，了解疾病发生、发展、诊治经过等与疾病相关的情况来诊察疾病的一种方法。明代医学家张景岳的《十问歌》较全面地归纳和总结了问诊的内容、顺序："一问寒热二问汗，三问头身四问便，五问饮食六胸腹，七聋八渴俱当辨，九问旧病十问因，再兼服药参机变。妇人尤必问经期，迟速闭崩皆可见。再添片语告儿科，麻痘惊疳全占验。"

4. 切诊

切诊是指医生用手在病人体表进行触摸按压以诊察疾病的方法，包括脉诊和按诊两个方面。

脉诊是通过按触人体一定部位的脉搏以诊察脉象变化的切诊方法，又称切脉、诊脉、持脉、按脉等，是中医诊断疾病的一种独特的诊断方法。

按诊是医生用手对病人体表某些部位进行触、摸、按、压，以了解身体局部异常变化，从而推断病变部位、性质和病情轻重的诊断方法。

按诊时应根据不同疾病要求选择适当体位和方法。医生应举止稳重大方，态度严肃认真，手法轻巧柔和，积极争取病人主动配合。按诊时要边检查边注意观察病人的反应，保证检查结果的准确性。临床上按诊的内容包括按肌肤、手足、胸腹、经络腧穴等。

二、辨证

一般来说，八纲辨证是辨证的基本纲领。

1. 八纲辨证的概念

八纲，即阴、阳、表、里、寒、热、虚、实八类证候。根据四诊所收集的病情资料，运用八纲进行综合分析，从而辨别疾病现阶段病变部位、性质、邪正盛衰和病证类别的辨证方法，称为八纲辨证。

2. 表里辨证

（1）表证

表证是指六淫之邪从皮毛、口鼻侵入人体肌表而引发的病证。具有病位浅、起病急、病程短的特点，多见于外感病的初期阶段。

临床表现：以恶（风）寒、发热、舌苔薄白、脉浮为主，常伴有头身疼痛、鼻塞流涕、咽喉痛痒、咳嗽等。

（2）里证

里证是指病变部位在内，由脏腑、气血、骨髓受病所反映的证候。里证是与表证相对而言的，多见于外感病的中后期阶段或内伤疾病。

临床表现：由于里证的病因、病位不同，其表现范围极广，可出现各种不同的证候，如壮热口渴、烦躁昏谵、腹痛、便秘或腹泻、呕吐、小便短赤、舌苔黄或白厚腻、脉沉等。

3. 寒热辨证

（1）寒证

寒证是指感受寒邪或阳虚阴盛，机体功能活动衰减所表现的证候。多由外感寒邪，或过食生冷，或内伤久病、阳气亏耗、阴寒内盛所致。

临床表现：恶寒喜暖、面色苍白、口淡不渴、肢冷蜷卧、小便清长、大便稀溏、舌淡苔白而润滑、脉迟或紧等。

（2）热证

热证是指感受热邪或阳盛阴虚，机体功能活动亢进所表现的证候。多由外感热邪，或七情过激、郁而化火，或饮食不节、积蓄为热，或房劳过度、耗伤阴精、阴虚阳亢所致。

临床表现：发热喜凉、面红目赤、烦躁不宁、口渴饮冷、小便短赤、大便秘结、舌红苔黄燥、脉数等。

4. 虚实辨证

虚实辨证是辨别邪正盛衰的一对"纲领"。虚是指正气不足，实是指邪气过盛。

（1）虚证

虚证是指正气虚弱，脏腑功能衰退所表现的证候。临床上因气血阴阳亏虚的程度不同，又有气虚、血虚、阴虚、阳虚等证候之分。

气虚证的临床表现：神疲乏力、少气懒言、畏风自汗，活动后症状加重，舌淡苔白、脉虚弱。

血虚证的临床表现：面色淡白或萎黄、口唇指甲淡白、眩晕肢麻、舌淡苔白、脉沉细。

阴虚证的临床表现：两颧红赤、潮热盗汗、五心烦热、虚烦不寐、咽干口燥、便干尿赤、舌红少苔或无苔、脉细数。

阳虚证的临床表现：面色苍白，形寒肢冷，口淡不渴，小便清长，大便稀溏，舌淡胖嫩、边有齿印，脉沉迟无力。

（2）实证

实证是指邪气过盛，正气未衰，邪正斗争激烈所表现出的证候。

临床表现：发热烦躁、胸闷气粗、痰涎壅盛、神昏谵语、脘腹胀满、疼痛拒按、小便不利、大便秘结、舌苔厚腻、脉实有力等。

5. 阴阳辨证

（1）阴证

阴证是阳气衰弱、阴寒内盛、机体功能衰退的表现。里证、虚证、寒证均属阴证的范围。

临床表现：精神萎靡、面色苍白、气短懒言、口淡不渴、形寒肢冷、小便清长、大便稀溏、舌淡苔白、脉沉迟或沉细无力。

（2）阳证

阳证是阳气亢盛、邪热炽盛、机体功能亢盛的表现。表证、实证、热证均属阳证的范围。

临床表现：精神烦躁，面红目赤，声高气粗，渴喜冷饮，肌肤灼热，小便短赤，大便秘结，舌红绛、苔黄干，脉滑数有力。

单元测试题

一、填空题（请将正确的答案填在横线空白处）

1. 辨证论治包括____和____两个思维阶段。

2. 整体观念是关于____、____和____的认识。

3. 人体按部位来说，上为阳，下为____；体表为____，体内为____；背为____，腹为____。就体内的脏腑来说，六腑属____，五脏属____。

4. 五行相生的规律为：木生____、____生土，土生____、金生____、水生____。五行相克的规律为：木克____，____克水，水克____，____克金，____克木。

5. 脏腑按照其生理功能特点，可分为____、____和____三类。

6. 肺气运动的基本形式是____和____。

7. 人体气的来源有____、____和____三个方面。

8. 经络是____和____的总称。

9. 经络的主要生理功能有____，____，____，____。

10. 在养生理论中，调养脏腑时尤其要重视____和____。

二、单项选择题（下列每题的选项中，只有 1 个是正确的，请将其代号填在横线空白处）

1. 中医学的基本特点是____。

A. 整体观念和阴阳五行　　　　　　B. 四诊八纲和辨证论治

C. 同病异治和异病同治　　　　　　D. 整体观念和辨证论治

2. 属于阴证的是____。

A. 虚证　　　　　B. 表证　　　　　C. 热证　　　　　D. 实证

3. 五行中，"木"的"母"行是____。

A. 火　　　　　B. 水　　　　　C. 土　　　　　D. 金

4. 肺病及肾的五行传变是____。

A. 相乘　　　　　B. 相侮　　　　　C. 母病及子　　　　　D. 子病累母

5. "通调水道"依赖于肺的____功能。

A. 主一身之气　　B. 司呼吸之气　　C. 朝百脉　　　　D. 主宣发肃降

6. 气血生化之源指的是____脏。

A. 肝　　　　　B. 心　　　　　C. 脾　　　　　D. 肺

7. 具有疏通全身气机，促使气机畅达作用的是____。

A. 肝的功能　　　　B. 心的功能　　　　C. 脾的功能　　　　D. 肺的功能

8. 具有"泌别清浊"功能的内脏是____。

A. 脾　　　　　　　B. 大肠　　　　　　C. 小肠　　　　　　D. 膀胱

9. 能使血液不溢出于脉外是气的____作用。

A. 推动与调控　　　　　　　　　　　B. 温煦与凉润

C. 防御　　　　　　　　　　　　　　D. 固摄

10. 易于感冒是气的____功能减退的表现。

A. 推动与调控　　　　　　　　　　　B. 温煦与凉润

C. 防御　　　　　　　　　　　　　　D. 固摄

11. 分布在头侧面的经脉是____。

A. 太阳经　　　　　　B. 阳明经　　　　　C. 少阳经　　　　　D. 厥阴经

12. 督脉的主要生理功能是____。

A. 总督一身之阴经　　　　　　　　　B. 总督一身之阳经

C. 调节十二经气血　　　　　　　　　D. 约束诸经

13. 手足三阳经在四肢的分布规律是____。

A. 太阳在前，少阳在中，阳明在后　　B. 太阳在前，阳明在中，少阳在后

C. 阳明在前，太阳在中，少阳在后　　D. 阳明在前，少阳在中，太阳在后

14. 人体气血运行的主要通道是____。

A. 十二经脉　　　　B. 十二经筋　　　　C. 十二经别　　　　D. 十五别络

15. 腧穴总体上可分为____三类。

A. 十四经穴、奇穴、特定穴　　　　　B. 十四经穴、奇穴、阿是穴

C. 十二经穴、奇穴、特定穴　　　　　D. 十二经穴、奇穴、阿是穴

16. 除近治作用、远治作用外，腧穴的主治特点还包括____。

A. 调和作用　　　　B. 特殊作用　　　　C. 平衡作用　　　　D. 疏通作用

17. 脏腑之气汇聚于胸腹部的腧穴称为____。

A. 原穴　　　　　　B. 络穴　　　　　　C. 募穴　　　　　　D. 郄穴

18. 胸剑联合至脐中的骨度分寸是____。

A. 4 寸　　　　　　B. 6 寸　　　　　　C. 8 寸　　　　　　D. 9 寸

19. 犊鼻下 3 寸，胫骨前嵴外一横指的穴位是____。

A. 丰隆　　　　　　B. 足三里　　　　　C. 上巨虚　　　　　D. 下巨虚

20. "春夏养阳，秋冬养阴"体现的养生原则是____。

A. 天人相应，顺其自然　　　　　　　B. 身心合一，形神共养

C. 动静结合，协调平衡　　　　　　　D. 调养脏腑，脾肾为先

三、简答题

1. 如何理解肺主宣发和肃降？具体表现为哪些生理作用？

2. 胆为什么既为六腑之一，又属于奇恒之腑？

3. 什么是治未病？有哪些主要措施？

4. 举例说明腧穴的主治作用。

5. 简述气与血之间的相互关系。

单元测试题答案

一、填空题

1. 辨证　论治

2. 人体自身的整体性　人与自然环境的统一性　人与社会环境的统一性

3. 阴　阳　阴　阳　阴　阳　阴

4. 火　火　金　水　木　土　土　火　火　金

5. 五脏　六腑　奇恒之腑

6. 宣发　肃降

7. 先天之精气　水谷之精气　自然界的清气

8. 经脉　络脉

9.联系脏腑、沟通内外　运行气血、营养全身　抗御外邪、保卫机体　传导感应、调整虚实

10.脾　肾

二、单项选择题

1. D　2. A　3. B　4. C　5. D　6. C　7. D　8. C　9. D　10. C　11. C　12. B
13. D　14. A　15. B　16. B　17. C　18. C　19. B　20. A

三、简答题

略。

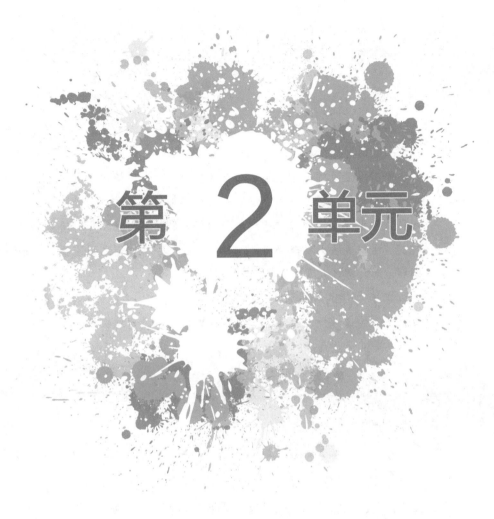

第 **2** 单元

蕲艾灸疗技能

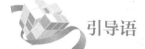 引导语

　　灸疗是中华民族在长期生产、生活实践中逐渐积累、不断完善形成的一门独特的医疗技术。

　　蕲艾保健灸疗是指以道地蕲艾为主要灸材，以流传于鄂东地区四百余年的独特灸疗技艺为主要方法的一种极具地域特征的中医外治法，是鄂东地区百姓世代相传的防病治病及养生保健的重要方法。李时珍之父李言闻称其"治病灸疾，功非小补"，李时珍更是赞其"灸之则透诸经而治百种病邪，起沉疴之人为康泰，其功亦大矣"。

　　本单元内容介绍灸疗的起源、发展、功效、适应证及养生保健作用；灸材蕲艾的道地性、特异性，蕲艾绒、蕲艾炷、蕲艾条的制作方法和筛选标准；蕲艾保健灸疗的操作规范及流程；蕲艾保健灸疗的常用方法等。

培训目标

　　了解灸疗的起源及发展，艾叶的性状、功效、主要化学成分、药理作用及应用，蕲艾之名的由来及蕲艾的采收、存储，蕲艾绒、蕲艾炷、蕲艾条的制作方法和筛选标准

　　熟悉灸疗的功效、适应证及养生保健作用，灸材蕲艾的道地性及特异性，蕲艾保健灸疗的操作规范及流程

　　掌握常用蕲艾保健灸疗的操作方法、适应证及注意事项

　　能熟练进行常用蕲艾保健灸疗操作

第 1 节　灸疗概述

一、灸疗的起源与发展

1. 灸疗的起源

灸疗属于温热疗法，与火的关系密切，它起源于旧石器时代，是一种用火防病治病的方法。

火是一种自然现象，人类对火的认识、控制及驾驭经历了漫长的历史过程，火的有效利用是人类文明进步的重要标志。同时，火在预防和治疗疾病方面也有着十分重要的意义。

远古时代，人们在同大自然做斗争的过程中，通过大量的实践证明，用兽皮、树皮包上烧热的砂石熨烫腹部或关节，腹痛或关节痛等症状常会减轻或消失，这就是热熨等外治疗法的开端。人们用火的时候不小心烫伤身体的某一部位，竟使某些病痛减轻或完全消失，经过不断实践和总结，人们发现用火烧灼局部皮肤，可以治疗牙痛、胃痛等疾病，这既是灸疗法的雏形，也是灸疗法的起源。

"灸"字在《说文解字》中解释为"灼"，是灼体疗疾之意。人们最早采用树枝、柴草、兽皮取火熏、熨、灼、烫以消除病痛，后来逐渐选用"艾"作为施灸材料。自古以来，艾就在我国广阔的土地上生长，因其气味芳香、性温易燃，且燃烧时火力温和、不易熄灭，逐渐取代一般的树枝等材料，成为最常用的灸材。《本草纲目》记载"艾叶能灸百病"。《本草从新》记载："艾叶苦辛，生温熟热，纯阳之性，能回垂绝之元阳，通十二经、走三阴、理气血、逐寒湿、暖子宫……以之灸火，能透诸经而治百病。"

2. 灸疗的发展

（1）秦汉时期

灸疗起源于远古，形成于秦汉时期，这一时期出现了以《黄帝内经》为代表的大量著作，涌现出以张仲景为代表的著名医家。

先秦两汉时期是我国传统灸疗学形成的重要时期，医学巨著《黄帝内经》把灸疗作为重要内容进行了系统介绍，其中，《黄帝内经·灵枢·官能》强调"针所不为，灸之所宜"，《黄帝内经·素问·异法方宜论》指出"灸焫者亦从北方来"，因为"北方者，天地所闭藏之域也，其地高陵居，风寒冰冽，其民乐野处而乳食，藏（脏）寒生满病，其治宜灸焫"。说明灸疗的产生与我国北方人居住条件、生活习俗及发病特点有关。《黄帝内经》记载的灸疗适应证包括外感病、内伤病、脏病、寒热病、痈疽、癫狂等，灸疗的作用包括起陷下、补阴阳、逐寒湿、畅通经脉气血等多个方面。《黄帝内经·灵枢·背俞》还提到灸疗的补泻方法："以火补者，毋吹其火，须自灭也；以火泻者，疾吹其火，传其艾，须其火灭也。"该书提出了灸疗的禁忌证为阴阳俱不足或阴阳俱盛者、阳盛亢热及息积等。可以说，《黄帝内经》奠定了灸疗学的基础。

汉代张仲景的著述中，有"可火"与"不可火"的记载，其所言之火，亦指灸疗，并提出了"阳证宜针，阴证宜灸"的观点，他认为灸疗适用于三阴经病，或于少阴病起、阳虚阴盛时，灸之以助阳抑阴；少阴下利呕吐，脉微细而涩时，灸之升阳补阴；或厥阴病手足厥冷，脉促之证，灸之以通阳外达；脉微欲绝者，灸之回阳救逆。他还指出了灸疗的禁忌范围包括太阳表证、阳实热盛、阴虚发热等。这些观点都对后世医家产生了深远影响。

东汉末年的著名医家华佗，不但精通方药，在灸疗上的造诣也令人钦佩。史载："若当灸，不过一两处，每处不过七八壮，病亦应除。"

（2）魏晋时期

魏晋时期，灸疗得到了长足发展。著名针灸学家皇甫谧所著《针灸甲乙经》一书，是继《黄帝内经》之后对灸疗的又一次总结。该书全面论述了脏腑经络学说，厘定了349个腧穴的位置、主治、灸疗方法、宜忌及常见病的灸疗，最早记载了化脓灸，即"欲令灸发者，灸履熨之，三日即发"。

晋代葛洪在《肘后备急方》一书中记录灸方94条，使灸疗得到了进一步发展。他提出了急症用灸、灸以补阳等观点，同时对灸材进行了改革，并最早使用隔物灸，为灸疗的多样化开辟了新途径，对后世医家进一步研究灸疗产生了深远影响。其妻鲍姑亦擅长用灸，是我国历史上不可多得的女灸疗家。

晋隋时期医家陈延之所撰《小品方》（现已佚）是我国古代重要方书，书中对灸疗多有论述，他指出："夫针术须师乃行，其灸则凡人便施。"他提出的直接灸要"避其面目四肢显露处，以疮瘢为害耳"等重要论述，至今仍为灸疗界所遵循。

（3）唐宋时期

隋唐至宋元时期是我国灸疗发展的重要时期。唐代名医孙思邈在《千金要方》和《千金翼方》中载述了大量灸疗内容，在灸疗技法上，增加了多种隔物灸法，如隔豆豉饼灸、隔泥饼灸、隔附片灸等。在灸疗适应证上增加了防病内容，如《千金要方》载："凡入吴蜀地游宦，体上常须三两处灸之，勿令疮暂瘥，则瘴疠、温疟、毒气不能着人也。"不仅如此，他还在热证用灸方面做了许多有益的探索，如热毒蕴结之痈肿，灸疗可使"火气流行"令其溃散等。与孙思邈同时代的王焘在其所著的《外台秘要》中，提出灸疗为"医之大术，宜深体之，要中之要，无过此术"。这种观点对灸疗学的发展起到了巨大的推动作用。

至宋朝，灸疗也备受重视。宋太祖赵匡胤为弟施灸，并取艾自灸，兄弟和睦，成语"灼艾分痛"一直被后世传为佳话。宋代著名针灸家王执中所著《针灸资生经》亦以灸疗为主，记载了灸劳法、灸痔法、膏肓俞灸法等诸多灸疗方法。

南宋窦材所著《扁鹊心书》记载用"睡圣散"进行麻醉后施灸，以减轻火灼给病人带来的痛苦，并指出常灸关元、气海、中脘等穴，可以延年益寿。他认为"保命之法，灼艾第一"。他还利用毛茛叶、墨旱莲、芥子泥、斑蝥等有刺激性的药物贴敷穴位，使之发疱，起到类似灸疗的作用，这种疗法为后世以药代灸奠定了基础。

唐宋时期，随着灸疗的专业化，出现了以施行灸疗为业的灸师，如唐代韩愈所写《遣疟鬼》一诗云："灸师施艾炷，酷若猎火围。"

（4）明清时期

灸疗成熟于明清时期，从灸疗著作的数量、灸疗技术的发展、隔物灸的广泛应用以及灸疗进行局部麻醉的应用等，均可看出灸疗的发展处于鼎盛时期。该时期出现了以李时珍、张景岳、杨继洲等为代表的著名医家，但到了清代后期，由于多种原因，灸疗逐渐走向了衰落。

艾条实按灸最早出现于明初朱权所著《寿域神方》，该书云："用纸实卷艾，以纸隔之点穴，于隔纸上用力实按之，待腹内觉热，汗出即瘥。"

药条实按灸最早见于明代李时珍所著《本草纲目》，该书云："又有雷火神针法，用熟蕲艾末一两，乳香、没药、穿山甲、硫黄、雄黄、草乌头、川乌头、桃树皮末各一钱，麝香五分为末，拌艾。以厚纸裁成条，铺药艾于内，紧卷如指大，长三四寸，收贮瓶内，埋地中七七日，取出。用时，于灯上点着，吹灭，隔纸十层，乘热针于患处，热气直入病处，其效更速。"

明代著名医家张景岳，在所著《类经图翼》中记载了明代以前的几百个灸疗验方，涉及内、外、妇、儿各科几十种病证。明代著名针灸学家杨继洲非常重视灸疗的研究和实践，强调针灸并重，他在《针灸大成》一书中用大量篇幅论述灸疗，内容广泛，内涵丰富。明代医家李梴在《医学入门》中讲："凡病药之不及，针之不到，必须灸之。"这强调了灸疗在中医治疗学中不可或缺的重要地位。

明清时期开始注重使用灸疗器械，为后世器具灸的发展奠定了基础。明代龚信在

《古今医鉴》中提出以铜钱为灸器，即将铜钱置于艾炷之下以施灸的方法。清代高文晋在《外科图说》中又做了进一步改进，使用了灸板、灸罩辅助灸疗。

清代后期的统治者们认为"针刺火灸究非奉君之所宜"，至清末道光皇帝废止宫廷针灸后，导致了针灸学的衰落。但灸疗因其简便、有效，在民间仍得到广泛应用。清代赵学敏所撰的《串雅外编》一书，介绍了一些民间常用的灸疗法，如鸡子灸等，是对灸疗技术的重要补充。

（5）现代

中华人民共和国成立后，灸疗事业得到恢复和发展，特别是改革开放以来，灸疗研究成果层出不穷，医者们不仅在灸疗临床应用、古医籍整理方面进行了更为深入的研究，而且将重点逐渐转移到灸疗机理的科学性研究和灸疗器具的创新上来。21世纪以来，灸疗研究在灸材、作用机制、适应证等方面取得了长足的进展。现在，随着人们生活水平的提高，灸疗在养生保健、防病治病等方面的优势逐渐体现出来，相信灸疗将继续为人类的健康事业做出新的、更大的贡献。

二、灸疗的功效及适应证

1.灸疗的概念及特点

（1）灸疗的概念

灸疗是指用艾绒或其他药物放置在腧穴或病变部位之上烧灼、温熨，借灸火的温和热力及药物的双重作用，通过经络传导，起到温通气血、扶正祛邪的作用，以达到防治疾病和养生保健目的的一种外治方法。

灸疗古称灸焫（音同"若"），是一种用火烧灼治病的方法，汉代许慎的《说文解字》讲："灸，灼也，从火音'久'，灸乃治病之法，以艾燃火，按而灼也。""刺以石针曰砭，灼以艾火曰灸。"焫，烧的意思。艾火烧灼谓之灸焫。它是我国劳动人民的发明创造之一，属于中医学外治法的范畴。

（2）灸疗的特点

1）应用范围广泛，能治多种病证。灸疗可单独使用，亦可与针刺或药物配合应用，因此其应用范围非常广泛。仅以灸治而论，有效病种已达300余种，分属临床各科，充分说明灸疗应用广泛，它既能治疗很多慢性疾病，也可治疗一些急性病证。

2）操作方法多种多样，有利于提高疗效。灸疗的种类很多，操作方法多种多样，其中有些方法是近似的，治疗作用也相差无几，但绝大多数或各有所长、或各有专治。因此，灸疗在临床应用中，可供选择的余地较大，若一法治疗无效，则可选用其他方法，遵循辨证施灸的原则，有利于提高灸疗效果。

3）灸疗有特殊功效，可补针药之不足。大量临床实践证明，某些病证，当针刺或药物治疗无效时，则可改用灸疗试治，有时能收到较为满意的效果。这一点古代医家早有体会，如《黄帝内经·灵枢·官能》提出："针所不为，灸之所宜。"李守先在《针灸易学》上卷也记述了："气盛泻之，气虚补之，针之所不能为者，则以艾灸之。"可见灸疗具有独特的治疗作用，针、药有时难以替代。

4）副作用少，老幼皆宜。根据不同的病情、体质、性别、年龄等，选用不同的灸疗方法，副作用是很少的，特别对婴幼儿和年老体弱者，灸疗较其他方法更为优越。

5）穴药结合，有广阔的发展前景。在艾火作用于经络穴位上的着肤灸、悬起灸和实按灸的基础上，越来越多的隔物灸和敷灸把穴位刺激作用和药物化学作用结合起来，扩大了灸疗的治疗范围，提高了灸疗疗效。灸疗领域有许多丰富的遗产需要继承发扬，随着现代科学技术的发展，还将会出现更多新兴的灸疗方法，因此灸疗的研究有着广阔的发展前景。

2. 灸疗的功效

（1）温经通络、祛湿散寒

人体正常生命活动有赖于气血的作用，气行则血行，气止则血止，营血在经脉中运行，完全是依赖"气"的推送。凡一切气血凝涩、没有热象的疾病，都可用温阳益气的方法来进行治疗。由于艾叶的药性生温熟热，艾火的热力能深透肌层、温经行气，因此灸疗具有很好的温经通络、祛湿散寒作用，临床用于治疗寒凝血滞、经络痹阻所引起的各种病证，如风寒湿痹、痛经、经闭、寒疝、胃脘痛、腹痛、泄泻、痢疾、少乳等。

（2）升阳举陷、回阳固脱

由于阳气虚弱不固等原因可致气虚下陷，出现脱肛、阴挺、久泻久痢、崩漏、滑胎等证，《黄帝内经·灵枢·经脉》云"陷下则灸之"，故气虚下陷、脏器下垂等证多用灸疗。灸疗不仅可以起到益气温阳、升阳举陷、安胎固经等作用，对卫阳不固、腠理疏松者亦有效果。人体赖阳气为根本，得其所则人寿，失其所则人夭，故阳虚则阴盛，阴盛则为寒、为厥，或元气虚陷、脉微欲脱，正如《黄帝内经·素问·厥论》所云"阳气衰于下，则为寒厥"，阳气衰微则阴气独盛，阳气不通于手足，则手足逆冷。凡大病危疾、阳气衰微、阴阳离决等证，当此之时，急用大艾炷重灸，能祛除阴寒、回阳固脱。故灸疗还可用于救治元阳虚脱引起的大汗淋漓、四肢厥冷、脉微欲绝的脱证、厥证等。

（3）消瘀散结、拔毒泄热

古代有不少医家提出热证禁灸的问题，但在历代文献中亦有"热可用灸"的记载。灸疗治疗痈疽，首见于《黄帝内经》，历代医籍均将灸疗作为该病的一个重要治法。《医学入门》则阐明了热证用灸的机理："热者灸之，引郁热之气外发，火就燥之义也。"说明灸疗能以热引热，透热外出。灸能散寒，又能清热，对机体的功能状态有双向调节作用。临床上，灸疗可用于治疗外科疮疡初起及痈疽之证，如乳痈初起、瘰疬、痈肿未化脓、疮疡久溃不收、寒性疔肿等，灸疗能使气机通畅、营卫和调、瘀结自散。

（4）预防疾病、保健强身

灸疗除有治疗作用外，还有预防疾病和保健强身的功效，是中医学防病保健的重要方法之一。早在《黄帝内经》中就提到"犬所啮之处灸三壮，即以犬伤法灸之"以预防狂犬病，这说明了灸疗是古人预防传染病的重要方法。《针灸大成》提到灸足三里可以预防中风，民间流传的"若要身体安，三里常不干""三里灸不绝，一切灾病息"等俗语都强调灸疗的防病保健作用。这是因为，灸疗可以温阳补虚，如灸足三里、中脘，可使胃气常盛，而胃为水谷之海，荣卫之所出，五脏六腑皆受其气，胃气常盛则气血充盈，身体抗病能力自然得到增强。另外，命门为人体真火之所在，为元阳之根本；关元、气海为藏精蓄血之所，常灸这些穴位可使人肾气足、精血充，亦有利于提高机体抗病能力。现在，灸疗已成为世人重视的防病保健重要方法之一。

3. 灸疗的适应证

灸疗的温热刺激和药理作用，可通过经络腧穴激发经气，调整经络脏腑功能，调节机体阴阳平衡，达到防治疾病的目的。灸疗的适应证很广，临床各科实践证明，其既可以治疗经络、体表的病证，又可治疗五脏六腑的病证；既能治疗慢性疾病，又能治疗一些急症、危症；既能治疗虚寒证，也能治疗一些实热证。总的灸疗原则是：阴、里、虚、寒多灸；阳、表、实、热少灸。

灸疗的适应证很广，凡属慢性久病、阳气衰弱、风寒湿痹、麻木痿软、疮疡瘰疬久不收口，则非灸不为功；灸疗还可用于回阳、救逆、固脱，如腹泻、脉伏、肢冷、昏厥、休克，可急灸之，令脉起肢温。故《医学入门》讲"寒热虚实，均可灸之"。

三、灸疗的养生保健作用

1. 温肾培元固先天

肾为先天之本，人体生、长、壮、老、已的整个生命过程，可分为幼年期、青年期、壮年期和老年期等阶段，而每一阶段的机体生长发育状态均取决于肾精和肾气的盛衰。肾阳又称元阳、真阳，为人体生命活动的根本动力，顾护阳气是养生保健第一法则，故《黄帝内经》云："阳气者，若天与日，失其所，则折寿而不彰。"南宋医家窦材提到"阳精若壮千年寿"，而肾阳是一身阳气之根本，所谓"五脏之阳气，非此不能发"，而灸疗是扶阳第一要法，有温肾培元的作用，是中医养生保健的重要方法。

2. 温阳健脾益后天

脾为后天之本，气血生化之源，在日常生活中要注意保护脾胃，脾气健运，则正气充足，不易受到外邪侵袭，正如《金匮要略》所讲"四季脾旺不受邪"。反之，脾失健运，气血亏虚，则易受邪患病。故温阳健脾对养生防病有着重要意义。脾喜燥恶湿，若湿邪困遏脾阳，脾失健运，则出现食欲不振、脘腹胀满等症状。蕲艾保健灸疗是温阳健脾的主要方法之一，常灸脾俞、中脘、神阙、足三里等穴，可使脾气健运，气血生化有源，则一身之气血充足，身体康健。

3. 扶阳益气治未病

中医学历来重视预防，早在《黄帝内经》中就提出了"治未病"的预防为主思想，《黄帝内经·素问·刺法论》云："正气存内，邪不可干。"《黄帝内经·素问·评热病论》云："邪之所凑，其气必虚。"这些都强调正气是决定病发的内在因素，邪气是发病的重要条件。蕲艾保健灸疗有较好的扶阳益气作用，对于健康者来说，可增强体质，预防疾病的发生；对于病患而言，可防止疾病的发展和传变，是"治未病"简单且有效的方法。

4. 扶正祛邪防复病

复病是指在疾病初愈或缓解阶段，在某些诱因作用下，引起疾病再度发作或反复发作的一种发病形式，引起疾病复发的主要原因是余邪未尽、正气未复，可见扶正祛邪是防病复发的关键。蕲艾保健灸疗可培补正气，增强机体自身修复能力，是防复病的主要方法之一。

四、现代医学对灸疗的认识

中医和西医是两种不同的医学体系，灸疗的防病治病及养生保健功效难以用西医理论来解释。近些年来，随着对灸疗多方面科学研究的不断深入，已经发现古老的灸疗方法对人体心血管、呼吸、消化、泌尿、神经、内分泌等系统均有良好的调节作用，这种调节作用主要表现在以下几个方面。

1. 灸疗可以增加人体红细胞、白细胞、血小板、血色素等，从而增强机体抗病能力。

2. 灸疗可以调节血压，使血压恢复至正常范围。

3. 灸疗可以促进血液循环，加速新陈代谢，改善心脏功能。

4. 灸疗可以改善肺的呼吸功能，有助于缓解呼吸系统疾病的症状。

5. 灸疗可以促进消化吸收，改善胃肠功能。

6. 灸疗能够改善肾功能，有利尿作用。

7. 灸疗能够调节神经功能，有抑制中枢神经系统兴奋的作用。

8. 灸疗能调节各种分泌腺的分泌，使其功能趋于正常。

9. 灸疗具有解热、抗炎、止痛、抗癌等作用。

10. 灸疗能缓解肌肉疲劳，有效促进机体状态迅速恢复，增强生命活力。

总而言之，灸疗对人体各个系统的影响已被大量科学研究所证实，将在人类的医疗保健事业中发挥更加重要的作用。

五、常用灸材——艾叶

1. 艾叶的性味与功效

（1）艾叶的产地及形态

我国各地均产艾叶，普遍野生。其中，以湖北蕲州产者为佳，叶厚而绒多，称为蕲艾（见图 2-1）。

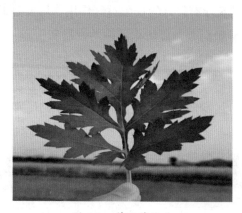

图 2-1　普通蕲艾叶

艾为菊科多年生草本植物，自然生长于山野、田林、土埂等处，春天抽茎生长。叶有 1～2 回羽状深裂，裂片尖端有不规则的粗锯齿。表面灰绿色，背面灰白色，披白色丝状绒毛，质柔软。普通茎高 60～120 cm，秋季在茎梢上开淡褐色花，花冠呈圆筒状，其中排列着头状花序，小而数多，排成狭长的总状花丛。艾叶有芳香气味，在农历4、5 月间，当叶盛花未开时采收，采收时将艾叶摘下或连株割取，晒干或阴干后备用。

（2）艾叶的性味及功效

艾叶，辛、苦、温，有小毒。归肝、脾、肾经。艾叶内服可温经止血、散寒止痛、调经安胎，外用可祛湿止痒。艾叶气味芳香，易燃，用作灸材具有温经通络、行气活血、祛湿逐寒、消肿散结、回阳救逆等功效。《名医别录》云："艾叶，苦，微温，无毒，主灸百病。"艾叶加工成艾绒作为施灸的材料，有其他材料难以比拟的优点，如便于搓捏成大小不同的艾炷，易于燃烧，燃烧时火力温和，热力能穿透皮肤直达深部。我国各地均产艾叶，且价廉易得，千百年来，一直作为主要灸材沿用至今。

2. 艾叶的主要化学成分及药理作用

艾叶中不含氮有机化合物（主要是纤维质）占比 66.85%，含氮有机化合物（主要是蛋白质）占比 11.31%，水分占比 8.98%，溶酶成分占比 4.42%（其中含挥发油

0.02%），离子成分（钾、钠、钙、铝、镁）占比8.44%。其中挥发油又名艾叶油，油中含桉叶素、β-石竹烯、松油烯醇等，对豚鼠实验性咳嗽及喘息有一定治疗作用，对小鼠有祛痰作用。艾叶油在体外对白色葡萄球菌、甲型溶血性链球菌、奈瑟菌、肺炎链球菌及多数革兰氏阴性杆菌有抑制作用。此外，艾叶油对豚鼠有抗过敏、抗休克的作用等。

3. 艾叶的应用

（1）艾叶的临床应用

1）艾叶气香味辛，温可散寒，能暖气血而温经脉，为温经止血之要药，适用于虚寒性出血病证，如吐血、衄血、崩漏、月经过多等。

2）艾叶专入三阴经而直走下焦，能温经脉，暖宫散寒止痛，尤善调经，为治妇科下焦虚寒或寒客胞宫之要药，多用于治疗少腹冷痛、经寒不调、宫冷不孕、脘腹冷痛等。

3）艾叶为妇科安胎之要药。如《肘后备急方》以艾叶、酒煎服，可治疗妊娠胎动不安。临床多与阿胶、桑寄生等同用，治胎动不安、胎漏下血。

4）艾叶辛香苦燥，煎汤外洗病变局部，有祛湿止痒的功效，可用于治疗湿疹、阴痒、疥癣等皮肤病。

（2）艾叶的民间应用

1）艾叶洗浴。艾叶浴有理气血、逐寒湿、止血、安眠、温经的功效。取新鲜艾叶30～50 g，用沸水煮5～10分钟（见图2-2），取出艾叶加凉水调至适宜水温即可洗浴。艾叶洗浴对毛囊炎、湿疹有一定疗效，过去，在缺医少药的农村，天气炎热时常用艾水洗浴，可预防蚊蝇叮咬、生疮长疔，以及泄泻、痢疾等肠道传染病。

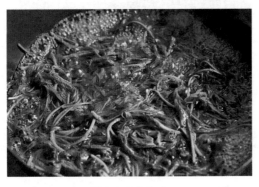

图2-2 煮艾叶

在蕲艾的产地蕲春，有婴儿出生第三天要用蕲艾煎水洗浴的习俗，俗称"洗三朝"，用蕲艾水洗浴过的小孩很少感染瘟疫杂病，多能健康成长。还有人用艾叶制成香汤液进行洗浴，以避邪防病。

2）艾叶水泡脚（见图2-3）。睡前用艾叶水泡脚有很好的保健作用，水温应控制在40～50 ℃，时间以30～40分钟（至全身温热微汗）为宜，另外，还可以根据实际情况添加其他药物，可起到不同的养生保健作用。

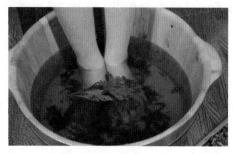

图 2-3　艾叶水泡脚

艾叶加姜：可预防风寒感冒、关节痛、咳嗽、支气管炎、哮喘等。

艾叶加红花：可改善静脉曲张、末梢神经炎、血液循环不良、手脚麻木或瘀血等症状。

艾叶加盐：适用于目赤肿痛、牙痛、咽喉痛、心烦气躁等上热下寒之证，可引火下行。

3）制作艾枕、艾包、艾垫等。蕲春及周边地区有用陈蕲艾叶制作艾枕、艾包、艾垫等日用品用于养生保健、预防疾病的习俗。

蕲艾枕：取陈蕲艾叶1 000 g填入用棉布缝制的枕中（见图2-4），常用此枕可改善睡眠，对颈椎病、头痛、高血压等疾病有一定的预防作用。

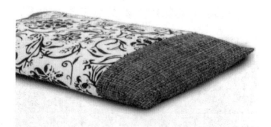

图 2-4　蕲艾枕

蕲艾包：取陈蕲艾叶300～500 g填入用棉布缝制的蕲艾包中，将蕲艾包绑附于脐部，可有效缓解脐腹冷痛或妇女月经不调等疾病，对于虚寒和寒湿引起的腰痛、肩痛、关节痛等，将蕲艾包绑附于患处可缓解疼痛。

蕲艾垫：将陈蕲艾绒纳入布里，制成保健鞋垫（厚度约为0.3 cm），能预防足癣、冻疮等。

第 2 节　蕲艾

一、蕲艾概述

1.蕲艾之名的由来

蕲艾之名见于医籍文献《本草纲目》，1 300 多年前，人们对蕲艾的优异品质和神奇疗效就有了一定的认识。

相传为华佗所著、孙思邈编辑的《华佗神方》，记载含艾叶方剂 23 首，其中 3 方注明用"蕲艾"，分别是"华佗治呕吐清水神方""华佗治阴痛神方""华佗治安胎神方"，这是蕲艾药用现存的最早记载。

在宋代，蕲艾作为常用药，深受临床医家推崇。蕲艾蒸汽灸法在蕲春及周边地区沿用至今，是蕲春艾灸防疫四法之一。

由明代刘文泰等编著，成书于 1505 年的《本草品汇精要》，首次提出蕲州是艾叶的道地产地之一。该书提到"（艾叶）生田野，今处处有之……道地：蕲州、明州"。从明初开始，蕲艾作为艾叶的道地药材一直被沿用至今。

明代陈嘉谟编著的《本草蒙筌》，记载了当时人们崇尚"蕲州艾叶"的盛况。该书载："端午节临，仅采悬户，辟疫而已。其治病症，遍求蕲州所产，独茎，圆叶，背有芒者，称为艾之精英。倘有收藏，不吝价买，彼处仕宦，亦每采此。两京送人，重纸包之，以示珍贵。名益远传，四方尽闻。"并附有"蕲州艾叶"图，陈嘉谟称蕲艾为"艾之精英"，陈蕲艾更是价值不菲，十分珍贵，名声远播，是馈赠上品。

明代中后期，世居蕲州的著名医家、李时珍之父李言闻所著《蕲艾传》是研究蕲艾及蕲艾灸法的专著，书中记载，蕲艾"产于山阳，采以端午，治病灸疾，功非小补"。

李时珍所著《本草纲目》是研究蕲艾及蕲春艾灸疗法之集大成者。

明末清初医家卢之颐所著《本草乘雅半偈》中记载："蕲州贡艾叶，叶九尖，长盈五七寸，厚约一分许，岂惟力胜，堪称美艾。"九尖蕲艾（见图 2-5）是蕲艾中的上品，叶片大而肥厚，背面绒毛长而密集，艾绒纯净而绵软，火力温和而深透，被历代灸家奉为珍品，有"美艾"之称。

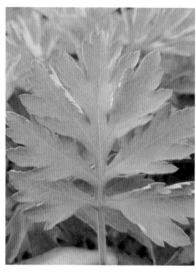

图 2-5　九尖蕲艾

中国医学科学院药物研究所编著的《中药志》对全国常用的 500 余种中药资料进行了系统整理，书中载："药用艾叶以蕲艾为佳，蕲州即今湖北省蕲春县，为李时珍故乡所在地。"

2. 蕲艾的道地性

道地药材是指在特定的自然条件、生态环境的地域内所产的药材。因生产较为集中，栽培技术、采收加工也都有一定的讲究，以至于其较其他地区所产的药材疗效好。道地亦即地道，即指药材功效地道突出、疗效确切可靠，道地药材是我国传统优质中药材的代名词。

中药材自古就有"非道地药材不处方，非道地药材不经营"之讲究。俗语"三月茵陈四月蒿，五月六月当柴烧"形象说明了中药适时采收的重要性，也道出了科学组织生产对中药材质量的基础作用。

蕲艾作为艾叶的道地药材始于明初，《本草蒙筌》称其为"艾之精英"。但真正使蕲州所产之蕲艾名扬天下的还是李言闻、李时珍父子。李氏父子世居蕲州，对家乡的特产药材研究颇为仔细，相传他们曾多次上麒麟山采集艾叶标本，并在自家庭院栽种。李言闻在其所著《蕲艾传》一书中记载，蕲艾"产于山阳，采以端午，治病灸疾，功非小补"。李时珍在《本草纲目》中指出，"艾叶自成化以来，则以蕲州者为胜，用充方物，天下重之，谓之蕲艾"。

蕲艾自明代成为艾叶的道地药材以来，历经 500 余年的临床实践和应用，至今盛誉不衰。

3. 蕲艾与其他艾的差异性比较

（1）形态外观

蕲艾植株高大，可达 1.8 ～ 2 m，植株含挥发油较多，香气浓郁，叶厚纸质，背面有密而长的白色绒毛，取干叶搓揉易成绒团。而普通艾叶植株高 0.8 ～ 1.2 m，叶薄纸质，背面虽亦有绒毛，但稀而短，取干叶搓揉易成粉末。蕲艾相较于其他艾叶产量大、叶大而肥厚（见图 2-6）、出绒率高，制成的艾炷、艾条易燃持久且热穿透力强。因此，历代医家不仅把蕲艾视为艾叶的道地药材，而且称其为"艾之精英"和"灸家珍品"。

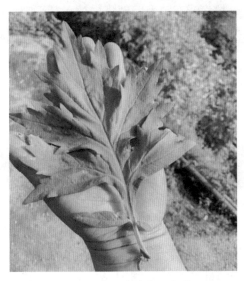

图 2-6　蕲艾叶片大而肥厚

（2）热穿透力

蕲艾灸疗历史悠久，是一种极具地方特色且影响范围广泛的传统中医外治法。其作用机理是借助蕲艾绒燃烧时所释放的温和热力刺激经络腧穴，起到温经通络、温阳散寒等作用，从而达到防病治病和养生保健的目的。蕲艾绒燃烧时所释放的热量和热穿透力是蕲艾灸疗疗效的重要保证。

国内某科研机构对产自不同地区艾叶的燃烧热值进行对比研究，结果表明蕲艾燃烧热值最高，比他处艾叶普遍高出 15% 以上。

（3）挥发油含量

国内某权威科研机构对产自全国多地的艾叶进行挥发油含量测定，结果显示蕲艾挥发油含量高达 1.06%，相较他处所产之艾都要高。另一科研机构对蕲艾、川艾、北艾的挥发油含量做归一化含量分析，结果显示蕲艾挥发油含量为 87.67%，川艾为 72.75%，北艾为 80.73%，这些研究都证明蕲艾挥发油含量较其他艾高，作为艾叶的道地药材，实至名归。

（4）有效药用成分

总黄酮是衡量艾叶药理作用的重要指标，国内某权威科研机构对蕲艾和其他艾总黄酮的定量分析表明，蕲艾总黄酮含量为 3.675%，普通艾为 1.054%。

另一科研机构研究表明，具有消炎止痛作用的侧柏酮和异侧柏酮，在蕲艾中的含量分别为 15.6% 和 2.7%，其他艾则很难检测到这两种成分。另外，蕲艾中还含有更多的微量元素、维生素和能治病的化学物质，也是其他艾叶不能比的。

（5）药理作用

艾叶有良好的抗菌、抗病毒、消炎、镇痛功效，其平喘、镇咳、祛痰及温经止血作用十分明显。现代研究表明，艾叶还有增强人体免疫力、抗肿瘤、抗过敏、抗肝纤维化、镇静、护肝利胆、抗氧化和消除自由基、抗溃疡、为环境消毒等作用。普通艾叶药理作用尚能如此，蕲艾的药力则更强，作用更广泛。

（6）临床应用

蕲艾和普通艾叶性味功效虽相同，但其作用更强、效果更佳、应用范围更广，故历代医家在临床用艾时大多注明要用蕲艾。

《杨诚经验方》记载："产后腹痛欲死，因感寒起者，陈蕲艾二斤，焙干，捣铺脐上，以绢覆住，熨斗熨之。"

《青囊杂纂》记载："头风久痛，蕲艾揉为丸，时时嗅之，以黄水出为度。"

《清宫医案研究》记载，光绪三十四年（公元 1908 年），清宫御医就用蕲艾等药粉碎，用绫绢制成六寸宽腰带紧系腰间，治疗光绪帝的腰膝冷痛，以补汤药之不足。

蕲艾与其他艾差异性比较见表 2-1。

表 2-1　　　　　　　　　　　　蕲艾与其他艾差异性比较

项目	蕲艾	其他艾
挥发油含量（%）	1.06	0.54
燃烧热值（J/g）	18 139	14 136
总黄酮含量（%）	3.675	1.054
侧柏酮含量（%）	15.6	0.54
石竹烯氧化物含量（%）	2.743	0.501
有效药用成分含量（%）	87.64	72.75
高度（m）	1.8～2	0.8～1.2
气味	香气浓郁	略微香气
艾叶形状	叶厚，叶片上的毛密而长	叶薄，叶片上的毛稀而短

二、蕲艾成品

1. 蕲艾的采收及存储

《本草纲目》载："此草多生山原，二月宿根生苗成丛，其茎直生，白色，高四五尺。其叶四布，状如蒿，分为五尖，桠上复有小尖，面青背白，有茸而柔厚。七八月叶间出穗如车前穗，细花，结实累累盈枝，中有细子，霜后始枯，皆以五月五日连茎刈取，曝干收叶。"

蕲艾的采收古时多在农历三月三和五月五。农历三月三为初春时节，此时蕲艾叶鲜嫩多作食用；农历五月五，蕲艾叶生长至最茂盛时期，叶片大而肥厚，面青背白，绒毛密而长，所含挥发油及药用有效成分亦最为丰富，是入药和制作灸材的最佳时段。近些年来，由于气温渐升，蕲艾叶的成熟期有所提前，每至端午节时，叶间常有分枝开花，叶片变薄，药力下降，故蕲艾叶最佳采收时间应视其生长情况而定，通常选在花未开而叶茂盛时采收。

一般来说，采收蕲艾应选择连续 3 ～ 5 日晴好天气，整株割取后，就地脱叶晒干，注意要剔除枯叶。晒干后的蕲艾叶可以打包或散放在笸箩里，并将笸箩置于货架上，存储蕲艾应选择干燥、通风、避光的库房（见图 2-7），干蕲艾叶吸水性较强，湿度较大的地区要定期晾晒。

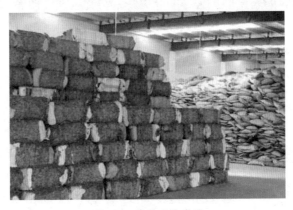

图 2-7　蕲艾叶的存储

2. 蕲艾绒、蕲艾炷、蕲艾条

（1）蕲艾绒

1）蕲艾绒的制作。每 500 g 陈蕲艾叶加工可得 350 g 粗蕲艾绒，呈土黄色，宜用于间接灸疗；再经深度加工可得 150 g 精蕲艾绒，呈米黄色，宜用于直接灸疗。

①传统方法制绒。第一步，将陈蕲艾叶晒干，剔除霉变及品相不好的艾叶。第二步，将挑拣好的蕲艾叶置于石臼中，反复捣杵，筛去灰尘及杂梗，令其细软如绵，即成蕲艾绒。第三步，将制作好的蕲艾绒密封保存，用时焙燥。

②现代机械制绒（见图 2-8）。艾绒的制作工艺随着灸疗的发展不断改进，但其制作原理从未改变。现代化艾绒制作也无外乎两道工序的不断重复，即破碎与筛选。

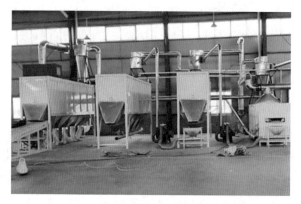

图 2-8　现代机械制绒

破碎：艾叶由叶肉组织与艾绒纤维组成，艾绒纤维生长在叶肉组织的背面。用破碎设备将艾叶打碎后，艾叶的叶肉组织变成细碎的粉末，也就是"杂质"，而韧性良好的艾绒纤维仍然保持其纤维的性状，此时，艾绒纤维虽已脱离叶肉组织，但仍与破碎的叶肉粉末掺杂在一起。

筛选：筛选的目的是将已经破碎的叶肉粉末与艾绒纤维彻底分开，常用的筛选设备有旋振筛、圆筒筛等。

破碎与筛选需要重复循环多次。根据用法不同，艾绒分为多个等级。等级越高，艾绒纤维中残留的叶肉粉末就越少，需要破碎和筛选的次数就越多。

2）蕲艾绒的筛选标准。《本草纲目》载："凡用艾叶，须用陈久者，治令细软，谓之熟艾。若生艾灸火，则伤人肌脉。"说明蕲艾保健灸疗所用的灸材必须是陈蕲艾叶（三年最佳）经反复捣筛而成的熟蕲艾绒。

市面上许多蕲艾制品标注有蕲艾绒等级，如 5∶1、8∶1、20∶1、30∶1、35∶1等，这个比例讲的是蕲艾绒提取的纯度，即 5∶1 就是 5 kg 的蕲艾叶提取 1 kg 的蕲艾绒，30∶1 就是 30 kg 的蕲艾叶提取 1 kg 的蕲艾绒。一般来说，蕲艾绒的等级越高，纯度就越高，杂质也就越少。

优质的蕲艾绒质地柔软、干燥、无杂质、易成团、易燃烧，燃烧时火力温和、艾烟少、气味纯正，多用于直接灸疗，施灸时痛感较轻。等级较低的蕲艾绒含杂质较多、柔软度较差、不易成团，燃烧时易熄灭、艾烟有刺激性气味、火力生猛，灸疗时常有火星爆出，多用于间接灸疗。

（2）蕲艾炷

将蕲艾绒搓捏成一定大小的圆锥形蕲艾团，称为蕲艾炷，蕲艾炷施灸以壮为计数单位，每燃烧 1 个蕲艾炷为 1 壮。

1）蕲艾炷的制作。一般用手指搓捻，取适量纯净的蕲艾绒，先置于手心中，用拇指搓紧，再放在平板上，以拇、食、中三指边捏边旋转，把蕲艾绒捏成上尖下平的圆锥体。这种小圆锥体不仅放置平稳，而且燃烧时火力由弱至强，被灸者易于接受。手工制作蕲艾炷要求剔除粗梗杂物，搓捻紧实，上下均匀，耐燃而不易爆裂。此外，还可用艾炷器制作蕲艾炷，艾炷器有圆锥形空洞，洞下留一小孔，将蕲艾绒放入艾炷器的空洞之中，另用圆棒插入孔内压紧，蕲艾绒即成为圆锥形小体，然后用小棒从艾炷器背面的小孔将制好的蕲艾炷顶出备用。用艾炷器制作的蕲艾炷，蕲艾绒紧密、均匀、美观、大小一致。

2）规格。根据灸疗需要，蕲艾炷通常按大小分为 3 种规格（见图 2-9）。大者如蚕豆大小，中者为黄豆大小，小者为麦粒大小，皆为上尖下平的圆锥体，便于平放和点燃。为了便于临床应用时准确掌握施灸剂量，故规定标准蕲艾炷底直径为 0.8 cm，高度为 1 cm，可燃烧 5 ～ 7 分钟，此即为临床常用的大蕲艾炷。中蕲艾炷约为大蕲艾炷的一半大小，小蕲艾炷约为中蕲艾炷的一半大小。

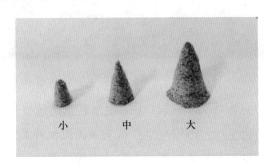

图 2-9　不同规格的蕲艾炷

（3）蕲艾条

1）蕲艾条的制作。蕲艾条又称蕲艾卷，是指用蕲艾绒卷制而成的圆柱形长条。根据其中是否含药物，又分为清蕲艾条和蕲艾药条两种。蕲艾条一般长 20 cm，直径约 1.5 cm。因其使用简便，使用时人体不易起疱、不发疮、无明显痛感，适宜于自灸，故应用广泛。

①传统手工制作。取蕲艾绒 25 g，平铺在 26 cm 长、20 cm 宽，质地柔软疏松而又坚韧的桑皮纸上，直接用手或用简易装置将其卷成直径约 1.5 cm 的圆柱形，松紧适度，用胶水或糯糊封口即成（见图 2-10）。卷成的蕲艾条松紧要适中，太紧不易燃烧，太松则施灸时易掉火星或灰烬。蕲艾条具有散寒止痛、温经止血、除湿开郁、生肌安胎、回阳救逆等作用，能灸治百病，不论虚寒实热均可使用。根据灸疗市场需求，蕲艾条可制成直径为 2 cm、2.5 cm、3 cm、3.5 cm、4 cm、4.5 cm、5 cm 等不同规格（见图 2-11）。

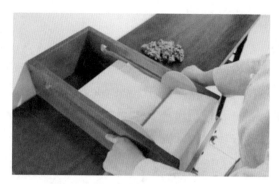

图 2-10　蕲艾条手工卷制

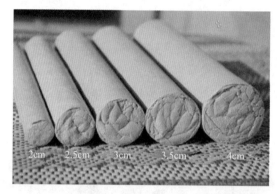

图 2-11　不同规格的蕲艾条

②现代机械制作（见图 2-12）。传统手工制作蕲艾条效率较低。现在，大批量的蕲艾条已实现机械自动化生产，市场上生产蕲艾条的机械种类繁多，但生产流程基本一致。第一步，根据所生产蕲艾条的规格，自动称量蕲艾绒。第二步，自动卷制所需规格的蕲艾条。第三步，通过人工检测，挑出不合格的蕲艾条。第四步，合格的蕲艾条进行烘干、包装、检验入库。

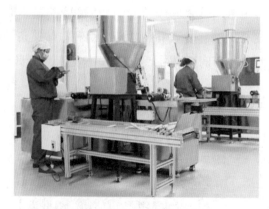

图 2-12　现代机械制作蕲艾条

2）蕲艾条的筛选标准

①从气味上分辨蕲艾条的质量。从气味上能够分辨出蕲艾条的质量，一般来说，好的蕲艾条气味清香，闻起来有舒适感；差的蕲艾条闻起来有些刺鼻，因其中含有不少杂质，施灸时艾烟比较浓，有呛人的感觉。总体来说，蕲艾绒纯度越高，气味越淡；蕲艾绒纯度越低，气味越浓。

②从蕲艾绒的色泽分辨蕲艾条的质量。蕲艾绒在制作过程中经反复筛选，以除去灰尘及粗梗等杂质，筛选的细致程度也会影响其色泽。好的蕲艾绒呈米黄色，手感细腻如绵；差的蕲艾绒粗糙，色发青。

③从燃烧时长上分辨蕲艾条质量。规格和质量相同的蕲艾条，质量好的要比质量较差的燃烧时长久一些。

④从艾烟上分辨蕲艾条的质量。纯度高的蕲艾条燃烧时艾烟淡、呈灰白色、不呛人；纯度低的蕲艾条或新艾燃烧时艾烟浓、呈青黑色、呛人，吸入过多可使人出现咽干、流泪等情况。

⑤从灸感上分辨蕲艾条的质量。质量好的蕲艾条，施灸时皮肤感觉温暖而柔和，温热的感觉源源不断地渗入肌肤，顺着身体延展，让人感觉十分舒适；质量较差的蕲艾条，施灸时人常有烧灼、刺痛感，火力较为猛烈。

⑥从艾灰的形态分辨蕲艾条的质量。纯度高的蕲艾条，燃烧后艾灰形状固定不易掉落，呈灰白色；纯度低的蕲艾条，燃烧后艾灰呈黑灰色且易掉落。

第3节　灸疗操作规范及流程

一、灸疗方案

1. 灸疗方法的选择

（1）蕲艾条悬起灸

1）蕲艾条温和灸应用广泛，所有灸疗适宜的病证都可选用。

2）蕲艾条回旋灸热感较广，适用于患部面积较大的疾病或风寒湿痹、瘫痪等。

3）蕲艾条雀啄灸热感较强，适用于患部面积较小的疾病或小儿疾患、胎位不正等。

（2）蕲艾炷灸

1）蕲艾炷化脓灸，此法对人体灼伤较重，可使局部皮肤溃破、化脓，产生无菌性炎症，能改善体质，增强机体的抗病能力，从而起到治疗和保健作用。临床上，常用此法调治哮喘、慢性胃肠炎、发育障碍、体质虚弱等，仅限在医疗机构使用。

2）蕲艾炷非化脓灸，此法不留瘢痕，易被患者接受，适用于虚寒轻证。

3）蕲艾炷隔姜灸，此法具有温中、散寒、止呕、解表作用，风寒咳嗽、腹痛、呕吐、泄泻、风寒湿痹、痛经、面瘫、阳痿等均可应用，尤其适用于寒证。

4）蕲艾炷隔蒜灸，此法具有消肿、散结、止痛作用，多用于未溃之化脓性肿块，如乳痈、疖肿，以及牛皮癣、神经性皮炎、关节炎、手术后瘢痕等病证。因大蒜液对皮肤有刺激性，灸后易起疱，术前应与被灸者做好沟通工作。

5）蕲艾炷隔盐灸，此法具有回阳、救逆、固脱的作用，可用于急性腹痛、泄泻、痢疾、风湿痹证及阳气虚脱等病证，古代常用于强身健体。

6）蕲艾炷隔附子饼灸，此法常用于调理各种阳虚病证，对阴疽、疮毒、窦道盲管久不收口、痈疽初起、阳痿、指端麻木、痛经、桥本甲状腺炎、慢性溃疡性结肠炎、早泄、遗精及疮疡久溃不敛等证效果佳。亦可用于外科术后切口愈合不佳，肉芽增生流水无脓及臁疮等，经常施灸能祛腐生肌，促使愈合。

7）蕲春大灸，此法主要用于治疗和调理年老体虚、虚寒痼疾、慢性胃肠疾病，以及久病体虚难以起床、站立者，近几年，试用于晚期肿瘤患者的治疗，有一定疗效。

8）蕲春火灸，此法主要用于治疗风湿性关节炎、类风湿关节炎、强直性脊柱炎等难治性骨痹。

9）蕲艾蒸汽灸，此法借助蕲艾的辛温之性和热汤水的双重作用，能起到发汗解表、温通经络、解毒祛湿、散寒止痛、杀虫止痒等作用，为蕲春及周边地区百姓常用的保健方法之一，也是蕲春艾灸防疫四法之一。

10）蕲艾烟熏灸，此法主要用于公共场所及居家防疫，是蕲春艾灸防疫四法之一。

2. 灸疗腧穴的选择

灸疗腧穴的选择是指以经络理论为指导，根据病证、腧穴的特性，结合临床实践，合理地选取腧穴，制定精准的灸疗腧穴组合方案，主要有三种方法。

（1）近部取穴

近部取穴是根据腧穴能治疗所在部位和邻近部位的病证这一规律提出来的，临床应用非常广泛，多用于治疗体表部位明显和较局限的病证。如胃痛取中脘、梁门，口歪取颊车、地仓等，皆属于近部取穴。

（2）远部取穴

远部取穴是根据经络和腧穴的主治功能提出来的，是指选取距离病痛部位较远处的腧穴。如咳嗽、咯血属肺系病证，可选取尺泽、鱼际；胃脘疼痛取足三里时可选与胃经相表里的脾经腧穴公孙，必要时还可取与胃经有关的心包经腧穴内关；面部疾患取合谷；目赤肿痛取行间；久痢脱肛取百会等。这些都是远部取穴的具体运用。正如《黄帝内经·灵枢·终始》所讲："病在上者下取之，病在下者上取之，病在头者取之足，病在腰者取之腘。"皆属于远部取穴。

（3）随证取穴

随证取穴也称对证取穴或辨证取穴，是根据中医基本理论和腧穴主治功能提出的。近部取穴和远部取穴适用于病痛部位明显或局限者，随证取穴则是针对某些全身症状或疾病的病因病机而选取穴位。临床上有许多疾病往往难以明确其病变部位，如发热、失眠、多梦、自汗、盗汗、虚脱、抽风、昏迷等，这一类病证可以按照随证取穴的原则选取适当腧穴。如高热取大椎、陶道，虚脱取关元、气海等。有些腧穴对某一方面的病证有着特殊的治疗效果，在灸疗中经常选用，如气病取膻中，筋病取阳陵泉，这些也属随证取穴范畴。

上述三种取穴方法在灸疗实践中既可单独应用，也可以相互配合应用。如治哮喘实证，可选取膻中、尺泽、列缺、中府。取中府为近部取穴，取尺泽、列缺为远部取穴，取膻中为随证取穴。

3. 灸疗顺序的选择

灸疗顺序的选择应遵循先上后下，先背部后胸腹，先头面后躯干四肢，先阳经后阴经，先施灸小艾炷、后施灸大艾炷，先施灸艾炷数少、后施灸艾炷数多的原则。正如《千金要方》所言："凡灸，当先阳后阴，言从头向左而渐下，次后从头向右而渐下，及先上后下也。"《黄帝明堂灸经》曰："先灸上，后灸下，先灸少，后灸多，宜慎之。"按这种次序进行灸疗，取其从阳引阴而无亢盛之弊。如不按此顺序，先灸下面，后灸头部，往往会出现面部烘热、咽干口燥等不适感。

当然，日常工作中，要根据被灸者的实际情况具体分析，因人、因地制宜，综合考虑，灵活应用，不可拘泥。

4. 灸疗体位的选择

（1）灸疗体位选择的基本原则

1）选择体位要以施灸者能准确取穴、操作方便，被灸者姿态舒适并能持久保持为基本原则。

2）在可能的情况下，尽量使被灸者采取能将施灸部位充分暴露的体位。

3）由于灸疗的需要和某些穴位的特点而必须采取特殊体位时，应根据被灸者的体质和病情灵活掌握。

4）灸疗操作时，被灸者一般尽量采取卧位，尤其体质虚弱、精神过度紧张的初次被灸者。

（2）灸疗常用体位

1）仰靠坐位（见图2-13）：主要适用于对头、面、颈前和上胸部的穴位进行灸疗。

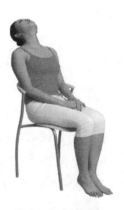

图 2-13　仰靠坐位

2）俯伏坐位和侧伏坐位（见图2-14）：主要适用于对头顶、后项和上背部的穴位进行灸疗。

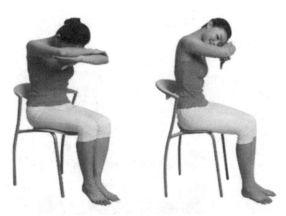

图 2-14 俯伏坐位和侧伏坐位

3）俯卧位（见图 2-15）：主要适用于对背部和下肢后侧以督脉、太阳经为主的穴位进行灸疗。脐下可放一软枕，以便背腰部舒展平坦。

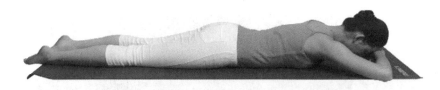

图 2-15 俯卧位

4）仰卧位（见图 2-16）：上肢平放，下肢放直或微屈，主要适用于对头部、面部、胸腹、上肢内侧及外侧、下肢前外侧，以任脉、足三阴经、阳明经为主的穴位进行灸疗。

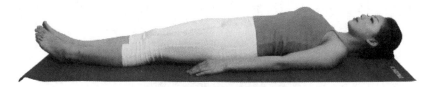

图 2-16 仰卧位

5）侧卧位（见图 2-17）：主要适用于对躯干侧面、上肢外侧面，以及下肢外侧面以少阳经为主的穴位进行灸疗。非灸侧在下侧卧，上肢放在胸前，下肢伸直。

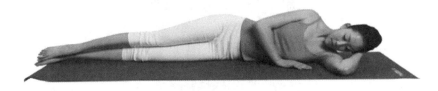

图 2-17 侧卧位

6）仰掌式（见图2-18）：适用于对上肢屈（掌）侧（手三阴经）的穴位进行灸疗。

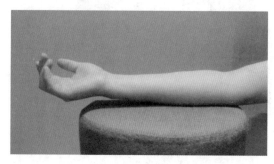

图2-18　仰掌式

7）曲肘式（见图2-19）：适用于对上肢伸（背）侧（手三阳经）的穴位进行灸疗。

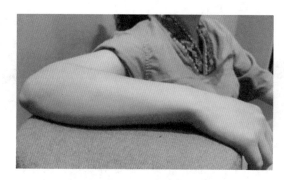

图2-19　曲肘式

8）屈膝式（见图2-20）：适用于对下肢内外侧和膝关节处的穴位进行灸疗。

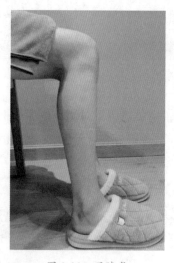

图2-20　屈膝式

5. 灸量的选择

灸量是指灸疗的剂量，灸量选择的基本原则是火足气至、适度而止。施灸的剂量要根据被灸者的性别、年龄、体质、施灸部位及病情而定。

（1）因人而异选择灸量

每个人的情况不尽相同，选择灸量要因人而异。不同的年龄、体质、性别、阴阳气血的盛衰及对灸疗的耐受性不同，所适用的灸量亦有差别。古人按照年龄定灸量，随着年龄增大而增加施灸壮数，称随年壮。

（2）因病而异选择灸量

选择灸量还要因病制宜。病情深痼，一般选择大灸量。如果灸治急症，壮数宜多，灸量宜大。年老或体弱之人采用的保健灸，灸量宜小、久久为功。病在浅表灸量可小，病在内者则灸量宜大。痈疽阴疮虽发于表，然病根在内，故灸量宜大。

（3）因部位而异选择灸量

不同的部位对灸疗的耐受力是不同的，皮肉厚实处灸量宜大，皮肉浅薄处灸量宜小，《千金要方》讲："头面目咽，灸之最欲生少；手臂四肢，灸之则须小熟，亦不宜多；胸背腹灸之尤宜大熟，其腰脊欲须生少。"

（4）因地域、季节而异选择灸量

不同地域和季节，灸量选择亦有差异。北方气候寒冷，灸量宜大，南方气候温暖，灸量宜小。夏天炎热、阳气盛，灸量宜小，冬日寒冷、阴气盛，灸量宜大。

（5）以艾炷的大小及施灸壮数选择灸疗量

艾炷灸通常以艾炷的大小和壮数的多少计算灸量。艾炷大、壮数多则灸量大；艾炷小、壮数少则灸量小。一般来说，施灸壮数以 7 ～ 9 壮 / 穴为宜。

（6）以艾条的粗细及灸疗时长选择灸量

艾条灸通常以艾条的粗细和灸疗时长计算灸量。艾条粗、灸疗时间长则灸量大，艾条细、灸疗时间短则灸量小。一般来说，施灸时长以 45 ～ 60 分钟 / 穴为宜。

6. 施灸疗程的选择

灸疗的疗程并非千篇一律，要根据被灸者病情、体质等多种因素综合考虑。一般来说，急性病灸疗时，每日 1 ～ 2 次，确因病情治疗需要，每日可增至 2 ～ 3 次，3 ～ 5 天为 1 疗程。慢性病灸疗时，每日 1 次或每 2 日 1 次，10 ～ 15 次为 1 疗程。养生保健灸疗，每周 2 ～ 3 次，10 ～ 15 次为 1 疗程。值得注意的是，疗程间应休息3 ～ 5 日，再继续下一疗程灸疗。

二、灸前准备

1. 灸疗器材准备

（1）艾条灸需准备：治疗盘、艾条、火柴、线香、弯盘、灰盒、酒精灯、灭火筒、镊子、甲紫等，根据需要可备艾灸盒。

（2）艾炷灸需准备：治疗盘、艾炷、艾炷器、火柴、酒精灯、镊子、弯盘、灰盒、灭火筒、镊子、甲紫等，根据需要可准备灸罩。

（3）隔物灸需准备：治疗盘、艾绒、艾炷器、间隔物或药饼、小刀、火柴、酒精灯、镊子、弯盘、灰盒、刮灰器、灭火筒、艾灸夹、镊子、甲紫等。

2. 灸疗环境准备

保健灸疗应选择较为舒适的环境，室内灯光柔和，音乐舒缓，有屏隔，避风寒，所用物品应干净、卫生。施灸床、椅应舒适，以利保持灸疗体位。灸疗间要避免透风，以防吹落艾炷，同时注意通风换气，以便艾烟排放。因施灸时要暴露部分体表部位，所以灸疗间室温不宜过低。

3. 灸疗前饮食要求

灸疗前宜清淡饮食，因灸疗是由表及里、活血祛风、清除体内毒素的过程，过多食荤腥、辛辣、寒凉食物及过饥、过饱等都会影响灸疗效果。

不少人在灸疗时，全身会出微汗或有局部出汗，并有口渴感，有些人由于施灸次数密集，会出现咽部干痒、咳嗽或有燥热感等类似上火的表现，故在灸疗前后最好喝一杯温水，补充水分，以利于体内毒素的排出。

4. 灸疗前宜调神

古人在施灸前很强调"神定"。"神定"是一种精神内守的状态，神不定，则气机易逆乱，影响灸疗效果，甚至还会产生胸闷、气短等表现。所以"神定"是施灸的一个重要前提，而暴雨、打雷、闪电、醉酒、大怒、大惊、大饥、大渴等，都会影响"神定"，灸前应尽量避免。

三、灸疗术中的注意事项

1. 合理安排灸疗时间，虽然灸疗的时间比较灵活，上午、下午均可，阴晴天也不需避忌，但有些病证对施灸时间有特殊要求，如失眠应在临睡前施灸，出血性疾病要求随时施灸，血止后还应继续施灸一段时间，以免复发。另外，空腹和饭后均不宜立即施灸。

2. 施灸者应严肃认真、专心致志、细心操作，施灸前应向被灸者说明施灸要求，消除恐惧心理，取得被灸者的配合。若需施行瘢痕灸时，必须先征得被灸者同意并签署同意书。

3. 施灸时，颜面五官、阴部、大血管分布区等部位不宜采用直接灸。妊娠期、经期妇女的腹部及腰骶部不宜施灸。至于古代的禁灸穴位，选用时应从实际出发，不必拘泥。

4. 施行悬灸或温针灸时，应注意预防艾火脱落，造成皮肤及衣物烧损。灸疗过程中，要及时了解被灸者的反应，调整灸火与皮肤间的距离，掌握好灸疗剂量，以免因灸量过大造成烫伤。

5. 晕灸虽不多见，亦应引起重视，其主要表现为头昏、眼花、恶心、颜面苍白、脉细肢冷、血压降低、心慌汗出，甚至晕倒等。一经发现应立即停灸，让被灸者平卧休息，密切观察，大多都能自行缓解。晕灸多因初次施灸或空腹、疲劳、恐惧、体弱、姿势不当、灸疗刺激过重等引起。为预防晕灸的发生，施灸者要注意灸疗禁忌，操作时要留心观察，力争早发现、早处理。一般灸疗 1 ～ 2 次后，晕灸发生的概率会明显减少。

6. 施灸房间应注意通风，保持空气清新，避免烟尘浓雾污染空气，尤其为患呼吸系统疾病的顾客进行灸疗调理时更应注意通风换气。

7. 灸疗时要注意保暖和防暑，因施灸时要暴露部分体表，应注意室内温度和内外隔障，冬季要保暖，夏季要预防中暑，灸疗间室温以 20 ～ 26 ℃为宜。

8. 传统灸疗需要用火，要特别注意用火安全。施艾炷灸时，须防止艾炷翻滚脱落，造成灼伤或衣物毁损等。艾条灸时，要注意灸后灭火，可将未用完的艾条置于灭火筒中密闭灭火。

四、灸疗意外及处置

1. 晕灸的处置

晕灸是一种不多见的灸疗不良反应，一般多为轻症，可自行缓解，无须特殊处置。但也有症状较重者，应引起重视。体质虚弱、精神紧张、饥饿、疲劳、过敏体质、血管神经机能不稳定者容易发生晕灸。轻者头晕、胸闷、恶心欲呕、肢体发凉、摇晃不稳，或伴瞬间意识丧失；重者意识丧失、唇甲青紫、大汗淋漓、面色苍白等。

（1）晕灸发生后应立即停止施灸，将被灸者扶至空气流通处，令其以头低脚高位平躺，轻度晕灸静卧片刻一般就可缓解，如仍觉不适可口服温水。

（2）针对较重度晕灸者，除停灸静卧外，应注意监测呼吸、心跳、血压等情况，可用艾条悬灸百会或针刺人中、内关等穴，直至晕灸症状消退。

（3）严重晕灸以致出现心率、呼吸、血压失常及意识丧失难以恢复者，应立即就近送医处置。

2. 灸后水疱的处置

灸疗部位出现水疱，常因操作不当等致皮肤轻度灼伤所致，应引起高度重视，妥善处置。

（1）水疱较小时，应保护好水疱，勿使其破裂，一般 4 ～ 6 天可吸收自愈。

（2）水疱较大时，先用碘伏局部消毒，再用一次性注射器从水疱下方穿入吸出渗液，然后外涂莫匹罗星软膏，每天 2 次，患处 3 天内不接触生水，一般 5 ～ 7 日可痊愈。

（3）若水疱破溃后继发感染，应送医处置。

3. 灸疗烫伤的处置

灸疗过程中，由于艾灰脱落或操作失当致艾火意外烫伤施灸部位的情况时有发生，应尽量避免。

（1）烫伤发生时，应立即用自来水冲洗患部 10 ～ 15 分钟，以减轻热力对组织的灼伤。

（2）烫伤创面应保持清洁，可涂擦京万红软膏等，并覆盖消毒纱布保护创面，预防感染。

（3）严重烫伤时，应立即送医处置。

4. 灸疗过敏反应的处置

灸疗过敏反应发生概率很低，一般以皮肤瘙痒、皮疹、皮肤溃烂为主要表现，严重者可出现呼吸、心跳、血压等生命体征的改变。一般较轻的过敏反应，停灸后可逐渐消失；若出现皮疹、皮肤溃烂等较重反应，应采取抗过敏、预防感染等措施处置，大多愈后良好；严重过敏反应应立即送医处置，不得延误。

五、灸后反应及应对

灸疗调理后经常会出现各种各样的反应，一般无须过于担心，因为大部分是正常反应，有的甚至可作为判断灸疗效果的依据。不仅要知道常见灸后反应的主要表现，更重要的是要懂得如何应对，现就常见的灸后反应及应对方法总结如下，以供参考。

1. 灸后睡眠状况改变及应对

通常情况下，大多数人灸疗后睡眠状况会出现一些改变，一些人会出现嗜睡、困乏无力等表现，排除身体其他疾病因素，这种情况一般无须特殊处理，宜静养、清淡饮食。一些人会出现睡眠时间减少，有时每日只需睡 3 ～ 4 小时，若第二天精力充沛，无须特殊处理；若第二天精力不济，则应考虑调整施灸方案，如加灸三阴交、安眠、涌泉等穴，以滋养心神，改善睡眠。一般不主张停灸或使用药物帮助睡眠。

2. 灸后发热反应及应对

灸疗后有时会出现发热反应，一般多为自感发热，体温无明显升高，此类情况无须特殊处理，应多喝温水，注意避风寒、戒劳累、清淡饮食。若出现体温明显升高，若非外感性或感染性疾病等因素引发，可采取刺络放血、拔罐、刮痧等方法调理，尽量不用消炎退热等药物。

3. 灸后皮肤潮红、瘙痒及应对

灸疗后，有时施灸处或身体其他部位会出现皮肤潮红或皮肤瘙痒等情况，轻者可自行消退，若难以自行消退者，可调整施灸腧穴，如加灸血海、曲池等穴，亦可运用刺络放血、拔罐、刮痧等法，引邪外出。

4. 灸后上火及应对

灸后上火反应在灸疗实践中较为常见，一般在灸前、灸后多饮温水，清淡饮食，忌食辛辣厚味，便可自行恢复。若出现口干、口苦、咽喉干痛、目赤肿痛等表现，应考虑是施灸技法及腧穴配伍不当引起，宜加灸涌泉、太溪、三阴交、命门等穴，应引火归元、引火下行，适当缩短施灸时间或延长施灸间隔，亦可于少商、行间、内庭等穴点刺放血，可泻郁热。如出现口渴、便秘、尿黄等症状时，可服"加味增液汤"。

5. 灸后月经改变及应对

灸后月经改变时有发生，主要表现为经期、经质和经量的改变。一般情况下，辨证施灸、配穴精准、技法得当，通过 2～3 个月经周期的灸疗调理，这些异常改变大多可恢复至正常状态。若出现月经量大、经期过长甚至崩漏等情况，应立即送医处置。

6. 灸后二便改变及应对

灸后大便改变主要表现为大便质地及排便次数的改变，一般会出现排便次数增多，大便质地变稀、气味腥臭等情况，这些情况大多是灸后排病反应，不需特殊处置，清淡饮食，戒辛辣厚味，常会自行消失。

灸后小便改变主要表现为排便次数、小便颜色、气味等改变，一般多饮温水，戒食辛辣厚味，常可自行消退。若出现尿频、尿急、尿痛及小腹拘急疼痛等表现，多为腧穴配伍及技法运用不当，宜多灸阴陵泉、涌泉、太溪、三阴交等穴，引火下行，清热祛湿，或点刺行间、内庭、侠溪等穴放血，泻火解毒，必要时送医处置。

六、灸后调养

灸疗是中医养生保健的主要方法之一，灸疗调理是一个长期的过程，不能急功近利，灸疗效果的取得不仅仅只在灸疗过程中，灸后调养亦十分重要，是灸疗调理的延续和补充。《针灸大成》记载了古人对灸后调养的认识："灸后不可就饮茶，恐解火气；及食，恐滞经气。须少停一二时，即宜入室静卧，远人事，远色欲，平心定气，凡百俱要宽解。尤忌大怒、大劳、大饥、大饱、受热、冒寒。至于生冷瓜果，亦宜忌之。惟食茹淡养胃之物，使气血通流，艾火逐出病气。若过厚毒味，酗醉，致生痰涎，阻滞病气矣。鲜鱼鸡羊，虽能发火，止可施于初灸，十数日之内，不可加于半月之后。"

现就灸后调养的几个主要问题做简单介绍。

1. 瘢痕灸化脓期调养

瘢痕灸后化脓期的调养十分重要，一般宜多休息，灸后两个月内应避免重体力劳动，同时要防止灸疮受到摩擦、挤压和搔抓。忌食鱼、蟹、虾、鸡肉、羊肉等发物及生姜、酒、辣椒等刺激性食物。另外，灸后化脓期间要慎房事，不宜游泳，擦浴时不要伤及施灸处，若灸疮过大、疼痛较甚者，可外用烫伤膏剂涂拭，以保护疮面。

2. 灸后起居调养

一般来说，灸疗后起居调养应遵循的基本原则为：居住环境安静，远离喧嚣；清心寡欲，远离烦恼；食宜清淡，戒辛辣厚味；适度运动，戒大汗淋漓；起居有常，戒熬夜伤神等。

3. 灸后饮食调养

灸疗之后要控制食量，不可暴饮暴食，宜进食清淡、易消化的食物，避免加重脾胃负担，导致胃气受损，出现腹胀、腹泻等症状。

4. 灸后运动调养

灸疗是温补阳气、温通经脉的第一要法。灸后适当运动有助于阳气的升发和输布，可有效增强灸疗效果，但运动量不宜过大，否则易耗气伤阴，致使灸疗效果大打折扣。一般以每天进行 30 分钟左右适量运动，身体微微汗出且无明显疲劳感为宜。

5. 灸后性生活调摄

灸疗后一般不宜马上有性生活，当然也不是绝对的，要根据具体情况而定。一般保健灸疗是通过灸疗温阳补气，强壮身体，适宜的性生活无可厚非；但在运用灸疗调理某些疾病，尤其是调理五脏俱损、阴阳两虚的病证时，一般应节制性生活，以免耗气伤精，不利于疾病恢复。

6. 灸疗洗浴调摄

非化脓灸后，一般不宜马上接触冷水，以免扰乱气机运行，应静卧或静坐休息30 分钟左右，可喝杯温水或益气养阴药茶。1 小时后，可用热水洗浴（水温控制在40 ～ 45 ℃），这样利于阳气运行，有助于提高灸疗效果。一般来说，灸疗期间最好不用冷水洗浴。

化脓灸后，施灸部位切忌接触生水，以免造成灸疮感染。灸疮结痂后，可用温热水洗浴，但应避免直接擦洗灸疮处，防止结痂过早脱落，造成疮面延迟愈合。

第 4 节 常用蕲艾保健灸疗方法

一、蕲艾炷灸

蕲艾炷灸是一种将蕲艾炷直接或间接放置于穴位或病变部位之上点燃施灸的外治方法。蕲艾炷灸又分蕲艾炷直接灸和蕲艾炷间接灸。

1. 蕲艾炷直接灸

蕲艾炷直接灸是将大小适宜的蕲艾炷直接置于体表施灸的方法，又称蕲艾炷着肤灸，古代称为蕲艾炷着肉灸。若施灸时需将皮肤烧伤化脓，愈后留有瘢痕者，称为蕲艾炷瘢痕灸；若不使皮肤烧伤化脓，不留瘢痕者，称为蕲艾炷无瘢痕灸。

（1）蕲艾炷瘢痕灸（见图 2-21）

1）基本概念：蕲艾炷瘢痕灸又称蕲艾炷化脓灸，是指以蕲艾炷直接灸灼穴位皮肤，渐致化脓，最后形成瘢痕的一种灸法。这种灸法最早见于《针灸甲乙经》，唐宋时期十分盛行。根据国家相关规定，该法仅限在医疗机构中使用，且术前应与患者充分沟通。

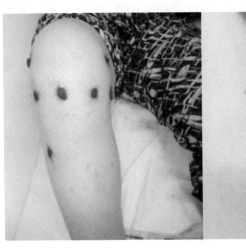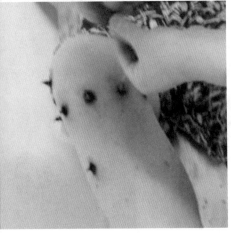

图 2-21 蕲艾炷瘢痕灸

2）灸前准备：蕲艾炷、镊子、火柴、线香、灰盒、甲紫、凡士林或蒜汁等。

3）施灸方法

①点穴：施灸之前先要点定穴位，并做好被灸者的思想工作。被灸者体位应保持平直，要求既舒适又能持久，审定经脉穴道，暴露灸穴，取准穴位，用75%酒精棉球消毒，然后用甲紫做一记号。点定穴位后，嘱被灸者不可随意变动体位。

②置炷：用少许蒜汁或凡士林涂抹于待灸穴位皮肤表面，再将蕲艾炷粘置于选定的穴位上，一般用小蕲艾炷。

③施灸：先用火柴点燃线香，再用点燃的线香从蕲艾炷顶端轻触点燃，使之均匀向下燃烧。第一壮燃至一半，知热时，即用镊子快速捏起蕲艾炷更换。第二壮仍在原处，燃至大半，知大热时，即用镊子快速捏起蕲艾炷更换。第三壮燃至将尽，知大痛时即按灭，同时施灸者可用左手拇、食、中三指按摩或轻叩穴道周围，以减轻灼痛。连续施灸至规定壮数，皮肤局部往往被烧破，甚至呈焦黑色，可用一般药膏贴于创面，1周左右即可化脓。如不化脓，可吃羊肉、鱼、虾等发物，不出数日即能达到化脓目的。灸疮化脓时每天换药膏一次，4～5周疮口结痂、脱落形成瘢痕。

4）适应证：临床上灸关元穴治缩阳、遗精、早泄，一次可灸二三百壮。用小蕲艾炷灸至三百壮时，约有5 cm×5 cm皮肤起红晕，3 cm×3 cm组织变硬，2 cm×2 cm被烧黑。初灸时尚觉灼痛，以后一热即过，没有痛苦，反觉舒服。该法灸风门、肺俞、膏肓、膻中可治疗哮喘，灸水分、关元、气海、足三里可治疗复合性胃和十二指肠溃疡、水肿等症状。体质虚弱、发育不良、高血压、动脉硬化、癫痫、慢性支气管炎、肺结核、妇产科疾病，以及其他慢性病如溃疡病、脉管炎、瘰疬、痞块等均可采用蕲艾炷瘢痕灸调治，对预防中风及防病健身也有较好的效果。

5）注意事项

①施灸禁忌：身体虚弱、糖尿病、皮肤病及面部、关节处穴位不宜用蕲艾炷瘢痕灸。

②施灸部位会化脓形成灸疮，一般5～6周灸疮自然痊愈，结痂脱落后留下瘢痕（见图2-22）。因此，施灸前必须征得被灸者同意。

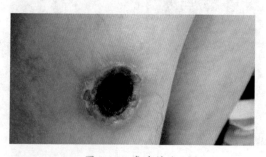

图2-22 灸疮结痂

③灸疮敷贴：灸疮不宜采用护疮膏类及纱布敷贴，也不可见到脓液即用清疮消毒之法处理再敷贴胶布，只需用棉球擦干脓液后敷贴胶布即可。

④灸疮护理：灸后局部溃烂化脓为无菌性炎症反应，渗出物颜色较淡，多为白色。若护理不当造成继发感染，渗出物颜色可由白转为黄绿色，并可出现疼痛、渗血等，此时须用消炎药膏涂敷。若灸疮久不收口，多因免疫功能较差所致，应及时予以相应处置。

⑤晕灸预防：施灸时谨防晕灸，若有发生，则应积极对症处置。

（2）蕲艾炷无瘢痕灸（见图 2-23）

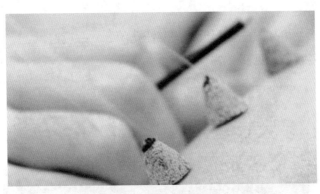

图 2-23　蕲艾炷无瘢痕灸

1）基本概念：蕲艾炷无瘢痕灸又称蕲艾炷非化脓灸，是指以蕲艾炷直接灸灼穴位皮肤，灸至局部皮肤出现红晕而不起疱为度的一种灸法。据古代文献考证，古代医家多主张使用瘢痕灸，无瘢痕灸的兴起当是近现代的事。这是因为古代医家认为灸疮形成与否直接影响灸疗效果。

2）灸前准备：中（小）蕲艾炷、镊子、火柴、线香、灰盒、甲紫、凡士林或蒜汁等。

3）施灸方法

①点穴：施灸之前先要点定穴位。被灸者体位应保持平直，要求姿势舒适且能持久。审定经脉穴道，暴露灸穴，取准穴位，然后用甲紫做一记号。点定穴位后，嘱被灸者不可随意变动体位。

②置炷：用少许蒜汁或凡士林涂抹于待灸穴位皮肤表面，再将蕲艾炷粘置于选定的穴位上，多用中、小蕲艾炷。近年来也有用新型艾炷产品的，如贴敷艾炷，可直接贴敷于穴位施灸。

③施灸：用线香点燃蕲艾炷尖端，令其均匀向下燃烧。若为中等蕲艾炷，待烧至被灸者稍觉烫时，即用镊子夹去，另换一炷；若为小蕲艾炷，待被灸者有温热感时，

不等艾火烧至皮肤即移去，再在其上放一小蕲艾炷，继续如上法施灸。

④疗程：每日或隔日 1 次，7 ～ 10 次 / 疗程。

4）适应证：临床上多用无瘢痕灸治疗哮喘、眩晕、急慢性腹泻、肱骨外上髁炎、急性乳腺炎、皮肤疣、虚寒性疾患等病证。

5）注意事项

①无瘢痕灸的蕲艾炷大小介于隔物灸与瘢痕灸之间，同时须因人、因病而异。

②一般情况下，无瘢痕灸后，灸处仅出现红晕，如出现小水疱，不须挑破，禁止搔抓，令其自然吸收；如水疱较大，可用一次性注射针具吸出渗液，再用甲紫药水涂抹，均不遗留瘢痕。

③灸后可用干毛巾揉敷施灸部位，使其汗孔闭合，并应避风。

（3）蕲艾炷麦粒灸（见图 2-24）

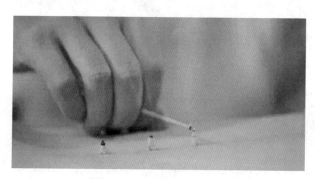

图 2-24　蕲艾炷麦粒灸

1）基本概念：蕲艾炷麦粒灸是将蕲艾绒制作成麦粒大小的小蕲艾炷，在直接灸的过程中，采用反复压灭的方法来达到防病治病目的的一种灸法。

2）灸前准备：蕲艾绒、线香、火柴、压舌板、镊子、凡士林或蒜汁等。

3）施灸方法

①点穴：施灸之前先要点定穴位。被灸者应保持舒适且能持久的体位，然后审定经脉穴道，暴露灸穴，取准穴位并标记。点定穴位后，嘱被灸者不可随意变动体位。

②置炷：用少许蒜汁或凡士林涂抹于待灸穴位皮肤表面，然后，将麦粒大小的蕲艾炷粘置于选定的穴位上。

③施灸：用线香点燃蕲艾粒，令其均匀向下燃烧，不等艾火烧至皮肤，待被灸者感到皮肤灼痛时（约燃至 1/2），即用压舌板或镊子将艾火压灭，将艾灰去掉，仅留一层薄的未燃的艾绒，再在其上放置蕲艾粒点燃施灸。

④疗程：每日或隔日 1 次，7 ～ 10 次 / 疗程。

4）适应证：蕲艾炷麦粒灸法适用于调理内耳眩晕病、颈性眩晕及某些痛症等；亦可用于儿科的病证，如昏厥、破伤风、疝气、小儿脑积水等。

5）注意事项

①操作蕲艾炷麦粒灸，要注意技法轻巧、熟练，避免造成灼伤。

②灸后穴位局部若起小水疱，无须挑破，令其自然吸收。

③少数被灸者可形成小灸疮，要注意疮面清洁，不需特殊处理，一般 1 个月左右灸痂自行脱落，不留瘢痕。

④儿童施行麦粒灸，灸疗前应做好思想工作，让其配合，避免灼伤。

2. 蕲艾炷间接灸

蕲艾炷间接灸是指用药物或其他材料将蕲艾炷与施灸部位的皮肤隔开进行施灸的方法，故又称蕲艾炷隔物灸。通常以生姜、大蒜等辛温走窜的药物作衬隔，既能增强温通经络的作用，又不让艾火直接接触皮肤。蕲艾炷间接灸的种类很多，其名称通常随所衬隔的物品而定。如以生姜衬隔者，称隔姜灸；以食盐衬隔者，称隔盐灸；以附子饼衬隔者，称隔附子饼灸。蕲艾炷间接灸能发挥艾灸与药物的双重作用，加之火力温和，被灸者易于接受，广泛应用于内、外、妇、儿、五官等各科疾病的治疗。现就几种常见的蕲艾炷隔物灸法分述如下。

（1）蕲艾炷隔姜灸（见图 2-25）

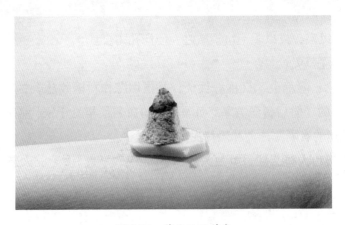

图 2-25　蕲艾炷隔姜灸

1）基本概念：蕲艾炷隔姜灸是指在皮肤与蕲艾炷之间隔以姜片施灸的一种方法。《针灸大成》记载："灸法用生姜切片如钱厚，搭于舌上穴中，然后灸之。"

2）灸前准备：大（中）蕲艾炷、新鲜生姜、小刀、镊子、三棱针、火柴、线香、灰盒、甲紫、灭火筒等。

3）施灸方法

①姜片制作：选取新鲜生姜一块，沿生姜纤维纵向切取厚度为 0.2 ～ 0.5 cm 的姜

片，大小可据腧穴部位和选用的蕲艾炷大小而定，中间用三棱针穿刺数孔。

②点穴：施灸之前先要点定穴位。被灸者应保持舒适且能持久的体位，然后审定经脉穴道，暴露灸穴，取准穴位并标记。点定穴位后，嘱被灸者不可随意变动体位。

③施灸：把鲜姜片放在所选穴位的皮肤上，置大或中等蕲艾炷于其上，用线香点燃蕲艾炷进行施灸。待被灸者感觉局部有灼痛感时，略略提起姜片或者更换蕲艾炷，再灸。一般每次灸 7 ～ 9 壮，以灸处出现汗湿红晕而不起疱为度。

④疗程：每日 1 次，7 ～ 10 次 / 疗程。

4）适应证：蕲艾炷隔姜灸具有发汗解表、温胃止呕、散寒止痛的作用，适用于外感表证、虚寒性疾病及寒湿性疾病等。对风寒感冒、风寒湿痹、腹痛、呕吐、泄泻、胃脘冷痛、痛经、遗精、阳痿、早泄、周围性面神经麻痹、关节酸痛等疾病都有很好的保健调理作用。

5）注意事项

①蕲艾炷隔姜灸应选用新鲜的生姜，宜现切现用，不可用干姜或嫩姜。

②姜片的厚薄应根据灸疗部位和病情而定。一般而言，灸疗面部等较为敏感的部位，姜片宜厚些，而灸疗急性或疼痛性病证，姜片宜薄一些。

③施灸过程中若不慎灼伤皮肤，使施灸部位出现透明发亮的水疱，须注意防止感染，处置方法可参照无瘢痕灸法。

④灸后宜避风寒，或以干毛巾揉敷之，使汗孔闭合。

（2）蕲艾炷隔蒜灸

1）基本概念：隔蒜灸，又称蒜钱灸，是指用蒜作衬隔物施灸的一种灸法。本法首载于晋代葛洪的《肘后备急方》，而隔蒜灸的命名最早见于宋代陈自明的《外科精要》。临床上常用的有隔蒜片灸和隔蒜泥灸两种方法。

2）灸前准备：大蕲艾炷、鲜独头蒜、小刀、三棱针、镊子、火柴、线香、灰盒、甲紫、灭火筒等。

3）施灸方法

①蕲艾炷隔蒜片灸（见图 2-26）：取新鲜独头大蒜，切成厚度在 0.1 ～ 0.3 cm 的蒜片，用三棱针于中间穿刺数孔，将蒜片置于穴位或患处，上置蕲艾炷点燃施灸，每灸 3 ～ 4 壮后更换蒜片，继续施灸，直至将预定壮数灸完为止。一般以施灸处出现汗湿红晕、被灸者有舒适感为宜。为预防灼伤起疱，必要时可在蒜片下面再垫上一片。对痈、疽、疮、疖等病证，若不知痛者灸至知痛为止，知痛者灸至不知痛为止。灸时换蕲艾炷不换蒜片，每日灸 1 ～ 2 次。一般病证每穴灸 7 ～ 9 壮，每日或隔日 1 次，7 ～ 10 次 / 疗程。

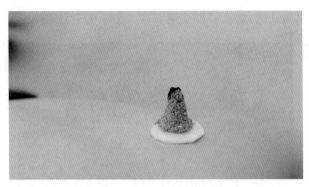

图 2-26 蕲艾炷隔蒜片灸

②蕲艾炷隔蒜泥灸（见图 2-27）：取新鲜大蒜适量，捣成泥状，铺于穴位或患处，上置蕲艾炷，用线香点燃蕲艾炷施灸。当被灸者感到灼热时，更换蕲艾炷再灸，灸时不换蒜泥，灸完预定的壮数（7～9壮）为止。一般以被灸处出现汗湿红晕而不起疱为度，被灸者大多有舒适感。

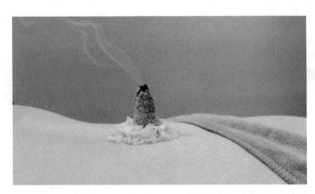

图 2-27 蕲艾炷隔蒜泥灸

4）适应证：蕲艾炷隔蒜灸具有解毒、消肿、止痛、散结的功效，多用于调理阴疽流注，疮色发白、不红不痛、不化脓者，不拘日期，宜多灸之。对疮疗疖毒、乳痈、一切急性炎症，未溃者均可灸之。治虫、蛇咬伤和蜂、蝎蜇伤，在伤处灸之，可解毒止痛。治瘰疬、疮毒、痈疽、无名肿毒等外科病证有奇效。蒜有刺激性，灸后宜用敷料遮盖，防止发疱、溃烂。

5）注意事项

①大蒜对皮肤有较强的刺激作用，灸后易起疱，皮肤过敏者慎用。

②本法一般不用于头面等部位，因治疗后可能遗留灸痕，影响容貌。

（3）蕲艾炷隔盐灸（见图 2-28）

1）基本概念：蕲艾炷隔盐灸是一种传统的艾炷灸法，是指把纯净干燥的食盐敷于脐部（神阙穴），上置蕲艾炷施灸的一种方法，已有一千多年的历史。该法最早见于

《肘后备急方》治卒霍乱诸急方，"以盐纳脐中，上灸二七壮"。

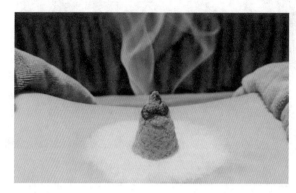

图 2-28　蕲艾炷隔盐灸

2）灸前准备：大蕲艾炷、细盐粒（以青盐为佳）、镊子、火柴、线香、灰盒、甲紫、灭火筒等。

3）施灸方法

①体位：被灸者仰卧屈膝，暴露脐部。

②纳入食盐：取纯净干燥的细青盐适量，可炒至温热，纳入脐中（神阙穴），与脐平。如被灸者脐部凹陷不明显，可预先在脐周围放置一湿面圈，再放入食盐。

③施灸：于食盐上放置蕲艾炷点燃施灸，至被灸者稍感烫热，即更换蕲艾炷再灸。一般灸 7～9 壮，以被灸者感到温热舒适为度。

④疗程：每日 1 次，7～9 壮 / 次，7～10 次 / 疗程。急性病证宜多灸，不拘壮数。

4）适应证：蕲艾炷隔盐灸法具有回阳、救逆、固脱、温中散寒之功，多用于急性腹痛、吐泻、痢疾、痛经、淋病、四肢厥冷等病证。凡大汗亡阳、肢冷脉伏之脱证，可用大蕲艾炷连续施灸，不计壮数，直至汗止脉复，体温回升，症状改善为度。

5）注意事项

①施灸时，要求被灸者保持体位不变，呼吸均匀。若感觉灼热难忍时，应告知施灸者及时处理，不可妄动，以防烫伤，尤其小儿更应该格外注意。

②施灸时要严防灼伤，因盐受火烫易爆起，应避免烫伤皮肤和衣物。

③若脐部灼伤，可涂以甲紫，用消毒敷料覆盖，以免感染。

（4）蕲艾炷隔附子灸（见图 2-29）

1）基本概念：蕲艾炷隔附子灸是在皮肤和蕲艾炷之衬隔以附子施灸的一种方法。临床上常用的有隔附子片灸和隔附子饼灸两种。

2）灸前准备：大蕲艾炷、熟（生）附子、小刀、三棱针、黄酒、生附子、肉桂、丁香、蜂蜜、白及粉（面粉）、镊子、火柴、线香、灰盒、甲紫、灭火筒等。

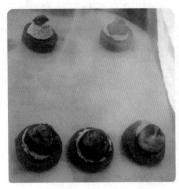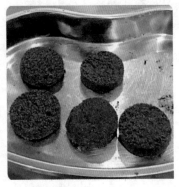

图 2-29　蕲艾炷隔附子饼灸

3）施灸方法：分蕲艾炷隔附子片灸和蕲艾炷隔附子饼灸两种。

①蕲艾炷隔附子片灸：取熟附子用水浸透后，切片厚 0.3～0.5 cm，中间用三棱针刺数孔，晾干放于穴位之上，上置蕲艾炷灸之。灸时换炷不换附子片，灸治 7～9 壮，以被灸者感觉温热舒适为度，每日 1 次，7～10 次／疗程。

②蕲艾炷隔附子饼灸：将熟附子切细研末，以黄酒调作饼状，厚 0.3～0.5 cm，直径约 2 cm，中间用针刺数孔，置于被灸穴位之上，上置蕲艾炷施灸；亦可用生附子 3 份、肉桂 2 份、丁香 1 份，共研细末，以蜂蜜调制成 0.3～0.5 cm 厚的药饼，用三棱针穿刺数孔，上置蕲艾炷施灸；或用附子研成细末，加白及粉或面粉少许（用其黏性），再以水调和捏成薄饼，待稍干，用针刺数孔，置于患部施灸。灸时一饼灸干，再换一饼，以内部温热，局部皮肤红晕为度，7～10 次／疗程。若附子片或附子饼被烧焦，可重新更换一片继续施灸，直至灸完预定壮数为止。

4）适应证：蕲艾炷隔附子灸用于调理各种阳虚病证，对阴疽、疮毒、窦道盲管久不收口、痈肿初起、阳痿、指端麻木、痛经、桥本甲状腺炎、慢性溃疡性结肠炎、早泄、遗精及疮疡久溃不敛等证效果佳。亦可用于外科术后切口愈合不佳，频频施灸能祛腐生新，促使愈合。

5）注意事项

①施灸时，应注意室内通风，保持空气清新，避免烟尘过浓，污染空气。

②隔附子灸所用附子片或附子饼的厚度应根据灸疗部位和病证而定，该法须在专业人员指导下进行。

③应选择较平坦不易滑落的部位或穴位施灸，灸饼灼烫时可在其下再衬隔一块，以防灼伤皮肤。

④阴盛火旺、过敏体质及孕妇，均不宜用隔附子饼灸。

二、蕲艾条灸

蕲艾条灸又称蕲艾卷灸，分为蕲艾条实按灸和蕲艾条悬起灸两种。

1. 蕲艾条实按灸

蕲艾条实按灸是指将蕲艾条点燃后，垫上纸或布，趁热按压穴位或患处，使热气透达深部的一种施灸方法。为扩大灸治范围，提高灸疗效果，后世医家根据灸治不同病证的需求，在蕲艾绒中加入相应的药物，制成雷火神针和太乙神针。

（1）雷火神针灸

雷火神针灸首见于《本草纲目》，在其他明清医藉，如《针灸大成》《外科正宗》《种福堂公选良方》中都有记载。（详见蕲艾特色灸疗——雷火神针灸）

（2）太乙神针灸

太乙神针灸源于雷火神针灸。清代韩贻丰《太乙神针心法》及孔广培《太乙神针集解》等，都对太乙神针灸做过详细论述。

1）灸前准备：蕲艾绒、硫黄、麝香、乳香、没药、松香、桂枝、杜仲、枳壳、皂角、细辛、川芎、独活、雄黄、白芷、全蝎、生鸡蛋、桑皮纸、火柴或打火机、灰盒、甲紫、灭火筒等。

2）灸具制备：目前大多数医家沿用韩贻丰《太乙神针心法》的制法，取蕲艾绒100 g，硫黄6 g，麝香、乳香、没药、松香、桂枝、杜仲、枳壳、皂角、细辛、川芎、独活、雄黄、白芷、全蝎各3 g。除蕲艾绒外，将上述药物研成细末，和匀。取约30 cm见方的桑皮纸1张摊平，先取蕲艾绒24 g，均匀铺在纸上，然后取药末6 g，均匀掺在蕲艾绒里，然后卷紧如爆竹状，外用鸡蛋清涂抹，再糊上桑皮纸1层，两头留空约3 cm，捻紧即成太乙神针。每次应准备2支以上。

3）施灸方法：太乙神针灸分实按灸和点按灸两种。

①实按灸：施灸者将2支蕲艾太乙神针同时点燃，一支备用，一支用10层面纸包裹火头，紧按选定施灸穴位。若被灸者感觉太烫，可将太乙神针略提起，等热减后再灸，如此反复。如火熄，可换备用太乙神针依法施灸，每穴按灸10次左右。

②点按灸：施灸者将太乙神针一端点燃，充分燃烧后，用面纸或棉布将火头包紧，对准灸疗部位快速点按，如雀啄食，一触即起，此为1壮，每穴7～9壮，以不灼伤皮肤为度。在点灸头部时，应拨开头发，使穴位充分暴露。

4）适应证：该法主要用于调理感冒、咳嗽、头痛、风寒湿痹、腹泻、腹痛、月经不调等证。

5）注意事项

①蕲艾太乙针灸为实按灸，要避免灼伤，初学者更应引起重视。

②施灸过程中，若不慎灼伤皮肤，致皮肤起透明发亮水疱，应注意预防感染，处

理方法可参照灸后水疱的处置方法。

③蕲艾太乙针灸适应证较广，在配穴组方时，应强调辨证施灸。

④将蕲艾太乙针点燃时，要充分燃透，否则在面纸或棉布包裹或按压时容易熄灭。

⑤施灸时，应将面纸或棉布捻紧，以防面纸或棉布烧破，灼伤皮肤。

⑥施灸时，按压穴位的力度、热度、时间的长短以被灸者感觉最强为度。

⑦每壮间隔时间不宜太长，一般不超过 5 秒钟，两针交替使用更佳。

2. 蕲艾条悬起灸

蕲艾条悬起灸是指将点燃的蕲艾条悬置于施灸部位之上的一种灸法，包括蕲艾条温和灸、蕲艾条回旋灸、蕲艾条雀啄灸和蕲艾条循经往返灸。该法能温通经脉、散寒祛湿，适用于病位较浅、病灶局限的风寒湿痹及神经性麻痹、小儿疾患等。

（1）蕲艾条温和灸（见图 2-30）

1）基本概念：蕲艾条温和灸是指将蕲艾条燃着端与施灸部位的皮肤保持一定距离，在灸治过程中使被灸者只觉有温热而无灼痛的一种蕲艾条悬起灸法。

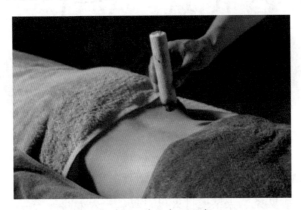

图 2-30　蕲艾条温和灸

2）灸前准备：蕲艾条、火柴或打火机、灰盒、灭火筒等。

3）施灸方法：一般多用清蕲艾条，亦可根据所调理病证的要求，加入某些药物制成蕲艾药条，二者灸疗方法相同。施灸时，将一二支蕲艾条点燃，施灸者左手中、食指放于被灸的穴位两旁，其目的是通过施灸者的手指探查灸疗火力，若遇有火星脱落，便于即时扑灭，若被灸者觉发痒、发热、疼痛时，可予以揉、捏、按摩。施灸者右手持蕲艾条垂直悬起于穴位之上，距皮肤 3 ～ 5 cm，以被灸者觉温热舒服而不灼痛为度。若被灸者觉热烫，可缓慢作上、下、左、右或回旋移动，每次可灸 2 ～ 3 穴，每穴 20 ～ 25 分钟，以合计 45 ～ 60 分钟为度，过多则易疲劳，少则达不到调理效果。

4）适应证：该法可用于调理慢性支气管炎、冠心病、疝气、胎位不正及其他多种慢性疾病，还常用于保健灸疗。

5）注意事项

①灸疗时，蕲艾条与皮肤之间既要保持一定距离，又要起到足量的温热刺激作用。要注意不同病证及被灸者耐受性的差异。

②温和灸不宜用于急重病证或慢性病证的急性发作期。

③灸疗中，蕲艾条积灰过多时，则应移离人体刮去灰烬后再灸。被灸者体位舒适方能持久，并应防止冷风直接吹拂。

④灸疗后若感口渴，可多饮温水。应慎起居，节房事。

⑤灸疗结束后要注意灭火，最好把蕲艾条着火一端插入口径合适的小铁筒或装入灭火筒中，任灸火自然熄灭，留下焦头，便于下次点燃施灸。

（2）蕲艾条回旋灸（见图2-31）

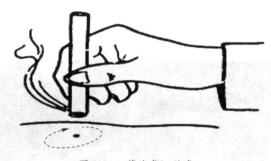

图2-31　蕲艾条回旋灸

1）基本概念：蕲艾条回旋灸是指将燃着的蕲艾条置于穴位上方做往复回旋移动的一种悬起灸法。该法能施加较大范围的温热刺激。

2）灸前准备：蕲艾条、火柴或打火机、灰盒、灭火筒等。

3）施灸方法：回旋灸的蕲艾条分为清蕲艾条（包括无烟蕲艾条）和蕲艾药条。

蕲艾条回旋灸的操作法有两种。一种为平面回旋灸，即将蕲艾条点燃端先在选定的穴位或患部熏灸，以进行测试，至局部有灼热感时，即在此距离做平行往复回旋施灸，而不是将蕲艾条固定于穴位之上。每次施灸45～60分钟，视病灶范围可适当延长灸疗时间，以局部潮红为度，此法适用于面积较大的病灶。另一种为螺旋式回旋灸，即将灸条燃着端反复从离穴位或病灶最近处由近及远呈螺旋式施灸，热力较强，以局部出现深色红晕为宜，本法适用于病灶较小的痛点以及急性病证。

4）适应证：该法适用于病变表浅面积较大者，如神经性皮炎、牛皮癣、股外侧皮神经炎、皮肤浅表溃疡、带状疱疹、褥疮等，对风湿痹症及周围性面神经麻痹也有效果。另外，还可用于近视眼、白内障、慢性鼻炎及排卵障碍等疾病的调理。即使在颜面、五官、大血管处，也可使用本法，故应用范围较广。

5）注意事项

①施灸时远离皮肤。

②蕲艾条回旋灸不宜用于急重病证或慢性病证的急性发作期。

③施灸时，要注意避免燃烧后的灰烬脱落，造成灼伤。

④皮肤感觉迟钝者及小儿，灸疗过程中要不时用手指置于施灸部位，以测试局部的灸热温度，便于及时调整施灸距离，预防烫伤。

⑤施灸后，若感口渴，可多饮温水，节房事。

（3）蕲艾条雀啄灸（见图2-32）

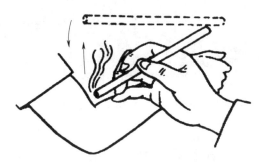

图2-32 蕲艾条雀啄灸

1）基本概念：蕲艾条雀啄灸是近代针灸学家总结出来的一种艾条悬灸法，是指将蕲艾条燃着端对准穴位，一起一落地进行灸疗的一种方法。

2）灸前准备：蕲艾条、火柴或打火机、灰盒、灭火筒等。

3）施灸方法：取清蕲艾条或蕲艾药条一支，一端点燃，燃着端对准所选穴位，采用类似小鸟啄食般的一起一落、忽近忽远的手法施灸，给施灸部位较强烈的温热刺激。一般每次灸疗25～35分钟。亦有以蕲艾条靠近穴位灸至被灸者感到灼烫时提起为1壮，如此反复操作，每次7～9壮。不论何种操作，都以局部出现深红湿润或被灸者恢复知觉为度。对小儿及皮肤感觉迟钝者，施灸者应以左手食指和中指分置穴位两旁，以感知灸疗温度，避免烫伤。雀啄灸法，一般每日1～2次，10次/疗程或不计疗程。

4）适应证：该法主要用于感冒、急性疼痛、高血压病、慢性泄泻、网球肘、灰指甲、疖肿、脱肛、前列腺炎、晕厥急救以及某些小儿急慢性病证等。

5）注意事项

①施灸时不可太接近皮肤，尤其是对失去知觉、皮肤感觉迟钝者及小儿，以防烫伤。若灸后局部出现水疱，处理方法可参照灸后水疱的处置。

②临床上，蕲艾条雀啄灸多可配合三棱针点刺或皮肤针叩刺，同时应注意局部消毒。

③施灸时，要注意避免蕲艾条灰烬脱落造成灼伤，被灸者体位要舒适，且能持久

保持，并防止冷风直接吹拂。

④灸后慎起居，节房事。

（4）蕲艾条循经往返灸（见图2-33）

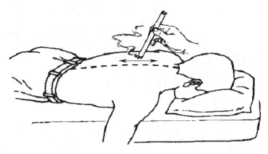

图 2-33　蕲艾条循经往返灸

1）基本概念：蕲艾条循经往返灸既可用于探查穴位，也是施灸调理的常用手法，是指用点燃的蕲艾条距离被灸者体表3～5 cm，沿经脉循行路线往返匀速移动施灸的灸疗方法。

2）灸前准备：蕲艾条、火柴或打火机、灰盒、灭火筒等。

3）施灸方法：取清蕲艾条或蕲艾药条一支，将蕲艾条燃着端距离被灸者体表3～5 cm，沿着经脉循行路线往返施灸，以被灸者感觉温热而不灼烫为度。一般每次灸疗30～45分钟，以局部出现深红湿润或被灸者恢复知觉为度。对小儿及皮肤知觉减退者，施灸者应以左手食指和中指分置经脉两旁，以感知灸疗温度，避免灼伤。

4）适应证：蕲艾条循经往返灸有利于疏导经络，激发经气。此法适用于正气不足、感传较弱者，如中风病人可在偏瘫一侧施行此法。即使在颜面、五官、大血管处，也可酌情使用，故临床使用较广。

5）注意事项

①施灸时远离皮肤。

②蕲艾条循经往返灸不宜用于急重病证或慢性病证的急性发作期。

③施灸时，要注意避免灰烬脱落造成灼伤。

④在对皮肤感觉迟钝者及小儿进行调理时，要不时用手指置于施灸部位旁，测试局部的灸热程度，以便即时调整施灸距离，预防灼伤。

⑤灸疗后，被灸者若感口渴，可多饮温水，慎起居，节房事。

三、蕲艾温针灸

1. 基本概念

蕲艾温针灸（见图2-34）又称传热灸、烧针尾、针柄灸及烧针柄等，是一种把蕲艾灸疗与针刺疗法相结合的治疗方法。温针之名首见于《伤寒论》，明代高武的《针灸聚英》及杨继洲的《针灸大成》均有载述。该法不仅广泛用于治疗骨关节病、肌肤冷痛、腹胀、便溏及风湿疾患等偏于寒性的疾病，更扩展至多种病证的治疗。据国家相关规定，蕲艾温针灸仅限于医疗机构内使用。

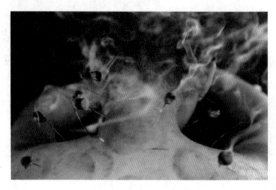

图 2-34　蕲艾温针灸

2. 灸前准备

蕲艾炷或蕲艾绒、28 号以下的毫针、75% 酒精棉球、镊子、火柴、线香、灰盒、灭火筒等。

3. 施灸方法

操作时，应选略粗的长柄毫针，一般以 28 号以下为宜，长短适度，选定穴位后，用 75% 酒精棉球擦拭消毒，将毫针刺入穴位，行针得气后，留针不动，针根与表皮相距 2～3 cm 为宜。然后，将硬纸片剪成方寸块，中钻一孔，从针柄套入，以保护穴位周围的皮肤，防止灰烬脱落造成灼伤。在留针过程中，于针柄上裹以纯蕲艾绒的艾团，或用 1～1.5 cm 长的一段蕲艾条套在针柄上，蕲艾团或蕲艾条应距皮肤 3～5 cm，然后从其下端用线香点燃施灸。施灸时，如果灸疗热感不明显，可将蕲艾炷靠下放置，若过热觉痛时，可将蕲艾炷向上提起，以觉温热不灼痛为度。蕲艾团每次可灸 5～7壮，蕲艾条则只需 2～3 壮。近些年，还采用帽状蕲艾炷用于温针灸，帽状蕲艾炷的主要成分为蕲艾叶炭，类似无烟灸条，其长度为 2 cm，直径为 1 cm，一端有小孔，点燃后可插于针柄，燃烧时间为 30 分钟，因其外形像小帽，可套于针柄上，故又称蕲艾帽炷温针灸。蕲艾帽炷温针灸施灸时既不会污染空气，同时艾炷燃烧时间也较长，不需经常更换，是一种较为实用的温针灸法。

4. 适应证

该法可用于治疗风寒湿痹、骨质增生、腰腿痛、关节酸痛、凉麻不仁、冠心病、高脂血症、痛风、胃脘痛、便溏、腹胀、腹痛、腹泻等病证。

5.注意事项

（1）施灸者要在平时反复练习缠绕蕲艾炷的手法，熟练者应一触即妥。

（2）蕲艾温针灸所用艾炷要光圆紧实，切忌松散，以防脱落。

（3）施灸时，应严防艾火脱落灼伤皮肤。可预先将硬纸剪成圆形纸片，并剪一至中心的小缺口，置于针下穴位上。

（4）施灸时，应嘱被灸者不要随意移动身体，以防艾炷脱落灼伤皮肤。

（5）施灸时，若不慎灼伤皮肤，导致皮肤起透明发亮的水疱，需注意预防感染，处置方法可参照灸后水疱的处置。

（6）此法简便易行，但应经常检查针具，防止折针，因烧过多次的针具最易从针根处折断。

四、蕲艾器具灸

蕲艾器具灸，是指使用专门工具辅助蕲艾灸疗的一种方法。器具灸历史悠久，至当代，灸疗器具不断创新和发展，如温灸盒、温灸架、温灸椅、温灸床、电子温灸仪等，这些器具的使用有力地推动了灸疗的应用及普及。现以鄂东地区广为流行的竹制灸盒灸为例做简单介绍。

1.基本概念

蕲艾竹制灸盒灸（见图2-35）是指以产自蕲春地区的毛竹制成梯形体或四棱台结构的艾灸盒，以之为工具进行灸疗的一种施灸方法。该法取材于大自然，使用方便，操作简单，适用于医疗机构、养生保健机构及居家灸疗，在蕲春及周边地区传承应用有近百年历史。竹制灸盒有单孔、双孔等多种规格（见图2-36）。

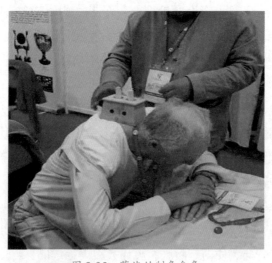

图 2-35　蕲艾竹制灸盒灸

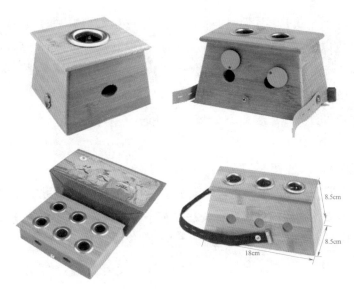

图 2-36　各种规格竹制灸盒

2. 灸前准备

竹制灸盒、蕲艾条（或蕲艾绒、蕲艾炷）、打火机、酒精灯、甲紫、灭火筒等。

3. 施灸方法

揭开灸盒顶盖，将蕲艾条点燃后插入顶管，以能上下自由移动为准，合上顶盖，将灸盒置于施灸部位之上，用橡皮带将灸盒固定在肢体或躯干部位，使之不易滑落。升降艾条以调节灸火的温度，以微烫而不灼痛为度，若火力过小，则疗效不佳。

45 ～ 60 分钟 / 次，每日 1 ～ 2 次，7 ～ 10 次 / 疗程。

4. 适应证

蕲艾竹制灸盒灸适用于对胸、腹、腰、背、臀等较平坦部位的灸疗，如灸大椎、风门、肺俞、定喘等穴以治疗上呼吸道疾病；灸中脘、上脘、下脘、梁门及脾俞、胃俞等穴以治疗消化道疾病；灸厥阴俞、心俞、膻中、巨阙等穴以治疗心血管系统疾病；灸神阙、关元、气海、中极及大肠俞、次髎等穴以治疗泌尿生殖系统疾病等。

5. 注意事项

（1）应根据被灸者的耐受程度，适时调整艾条的高度以控制灸疗温度。

（2）施灸前，应检查灸盒底网是否有破损，以防灰烬脱落，灼伤皮肤。

（3）灸盒施灸不宜用于危重症或慢性病证的急性发作期。

（4）灸疗后，被灸者若感口渴，可多饮温水，慎起居，节房事。

五、蕲艾热敏灸

蕲艾热敏灸是指运用点燃的蕲艾条所产生的艾热悬灸热敏态穴位，激发透热、扩热、传热、局部不（微）热远部热、表面不（微）热深部热、非热感觉等热敏灸感和经气传导，并施以个体化的饱和消敏灸量，从而提高灸疗效果的一种新型灸疗方法。热敏灸疗法与传统温和灸疗法都是对准穴位"悬空"而灸的悬灸疗法。

1. 蕲艾热敏灸的常用方法

蕲艾热敏灸可分为单点温和灸、双点温和灸、三点温和灸、接力温和灸、循经往返灸。

（1）单点温和灸（见图 2-37）

单点温和灸即将点燃的蕲艾条对准某个热敏穴位，在距离皮肤 3 cm 左右施行温和灸疗，以被灸者无灼痛感为度。此种灸法有利于激发施灸部位的经气活动，发动灸性感传，疏通经络。施灸时长以热敏灸感消失为度，不拘时限。

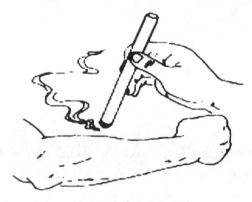

图 2-37　单点温和灸

（2）双点温和灸

双点温和灸即同时对两个热敏穴位进行蕲艾条悬灸操作，分单手双点温和灸（见图 2-38）和双手双点温和灸（见图 2-39）。操作手法包括回旋灸、雀啄灸、循经往返灸、温和灸。双点温和灸有利于传导经气，疏通经络。施灸时长以热敏灸感消失为度，不拘固定的施灸时间。

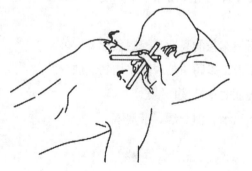

图 2-38　单手双点温和灸

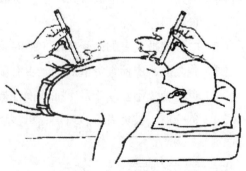

图 2-39　双手双点温和灸

（3）三点温和灸

三点温和灸包括 T 形温和灸（见图 2-40）和三角温和灸（见图 2-41），都是同时对 3 个热敏穴位进行蕲艾条悬灸操作，操作手法包括回旋灸、雀啄灸、循经往返灸、温和灸。三点温和灸的适用部位为项部、背腰部、胸腹部，如风池（双侧）与大椎、肾俞（双侧）与腰阳关、天枢（双侧）与关元等。三点温和灸有利于接通经气，疏通经络，施灸时长也以热敏灸感消失为度。

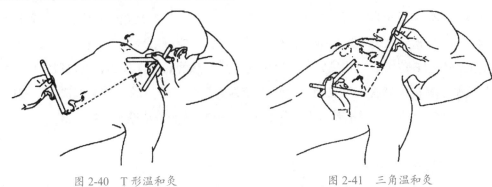

图 2-40　T 形温和灸　　　　　　　　图 2-41　三角温和灸

（4）接力温和灸

在上述施灸的基础上，如热敏灸感传不能达到病所，应再取一支点燃的蕲艾条放置于感传所达部位的端点，使热敏灸感继续向前传导，这样可以延长感传的距离。这种灸法即为接力温和灸。

（5）循经往返灸

此法既可用于探查穴位，同时也是治疗的常用手法。具体方法是用点燃的蕲艾条在患者体表距离皮肤 3 cm 左右，沿经脉循行往返匀速移动施灸，以患者感觉施灸路线温热为度。循经往返灸有利于疏导经络、激发经气。此法适用于正气不足、感传较弱的患者，如中风病人可在偏瘫一侧施行此法。

2. 蕲艾热敏灸的适应证

临床上凡是出现热敏穴位的疾病，无论是热证、寒证，还是虚证、实证，均是蕲艾热敏灸疗的适应证。蕲艾热敏灸疗对下列病证能明显提高疗效：膝骨关节炎、肌筋膜疼痛综合征、颈椎病、腰椎间盘突出、感冒、面瘫、功能性消化不良、肠易激综合征、男性性功能障碍、痛经、慢性盆腔炎、过敏性鼻炎、支气管哮喘、缺血性中风等。

3. 蕲艾热敏灸疗的"十六字技术要诀"

蕲艾热敏灸疗的操作技术要领可用十六字来概括：探感定位、辨敏施灸、量因人异、敏消量足。前两句是有关施灸部位的操作技术要领，后两句是有关施灸剂量的操作技术要领。

（1）探感定位

蕲艾热敏灸疗在穴位选取上与传统选穴有所不同，是以感觉法确定最佳施灸部位，即以6种热敏灸感的出现部位为最佳施灸部位，因此需要以艾热为刺激源探查不同部位的灸感，从而确定热敏穴位，并以此作为灸疗部位。

（2）辨敏施灸

不同热敏灸感携带了不同的灸疗信息，尽管这些穴位都是热敏穴位，但有首选与后选、主选与次选之分，这些需要进行分析、辨别。应以出现热敏灸感经过或直达病变部位的热敏穴位为首选热敏穴位；以出现非热灸感的热敏穴位为首选热敏穴位，而非热灸感中又以痛感优于酸胀感；以出现较强的热灸感的热敏穴位为首选热敏穴位。在上述敏化穴位的分析辨别基础上，从而采用相应的悬灸方法施灸。

（3）量因人异

灸疗剂量受灸疗强度、灸疗面积、灸疗时间三个因素影响，在前两个因素基本不变的情况下，灸疗剂量主要由灸疗时间所决定。施行热敏灸疗时，每穴的施灸时间不是固定的，而是因人因病因穴而异，以个体化的热敏灸感消失所需灸疗时间为施灸时间。对不同热敏穴位施灸时，从热敏灸感产生透热、扩热、传热、局部不（微）热远部热、表面不（微）热深部热和其他非热感觉，至热敏灸感消失所需要的时间是不同的，从10分钟到200分钟不等。

（4）敏消量足

热敏灸疗法强调每次灸疗要达到个体化的消除穴位敏化状态的饱和灸量，这是保证热敏灸疗临床疗效的关键之一。每次给予艾热刺激的量最终取决于热敏化态穴位的消敏或脱敏量，达到这个剂量，灸疗效果就会明显提高，穴位的热敏态就会转化为消敏态（即非热敏态）。这个灸疗剂量就是这个热敏穴位的最佳充足剂量。

六、蕲艾三伏灸

1.基本概念

蕲艾三伏灸（见图2-42）为蕲艾天灸法的一种，是根据中医冬病夏治的理论，在一年中三伏天最热的时候，借助蕲艾辛温之性及良好的穿透力，并以辛温散寒的药物贴敷在特定的穴位，以振奋阳气、驱散内寒，达到预防和治疗某些慢性、反复发作性疾病的一种外治方法。

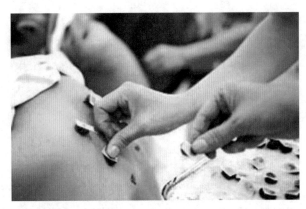

图 2-42　蕲艾三伏灸

2. 适应证

蕲艾三伏灸适用于冬季易反复发作的由阳虚寒盛引发的慢性疾病。如慢性鼻咽炎、反复咳嗽、反复哮喘、反复感冒、免疫力低下、风湿关节痛、消化不良、厌食、偏食、消瘦、头痛、腹痛、月经不调、痛经、盆腔炎、手足畏冷、遗尿、宫寒、卵巢功能下降、性冷淡、阳痿等。亦适用于中医对肺虚、脾虚、肾虚、心气虚、肝血虚的调理保健及肿瘤的预防。

3. 施灸方法

（1）灸贴内核制作

根据所调理疾病选用相应药物，如细辛、甘遂、白芥子、延胡索、辛夷各等分，将上述药物烘干、粉碎，过 80 ～ 120 目筛制成生药粉备用。使用前，将生药粉和蕲艾精油按 10 g：5 mL 比例调制成干稠膏状，供当日使用或置冰箱冷藏室保存备用，一般以使用前现场制作为佳。生药粉与蕲艾精油的比例可根据各地气候因素和个人使用的经验予以适当调整。

（2）贴敷方法

选定贴敷穴位，用碘伏或 75% 酒精对局部皮肤进行常规消毒，然后取直径 1 cm、高度 0.5 cm 左右的药膏贴敷于穴位之上，再用 5 cm×5 cm（小儿患者可适当缩小）的脱敏胶布固定。

（3）贴敷时长

1）成年人一般每次贴敷时长为 6 ～ 8 小时，小儿皮肤娇嫩，应根据具体情况适当缩短贴敷时间，一般为 2 ～ 4 小时。

2）具体贴敷时间应依据被灸者皮肤反应、个人体质和耐受情况而定，一般以被灸者能够耐受为度，如觉贴敷处有明显不适且难以忍受者，可自行取下，终止施灸。

4. 注意事项

（1）蕲艾三伏灸疗期间，饮食以清淡为宜，多吃蔬菜水果，忌食牛肉、烧鹅、鸭、花生、芋头、豆类及煎炸食物，还需禁食生冷、刺激性食物，生痰助湿类食物及海鲜、虾类等发物。

（2）蕲艾三伏灸疗期间，常会出现局部发热等现象，此时不可贪凉，以防遇冷后毛孔收缩，影响药物吸收，更不能将电扇、空调直接对着贴敷部位吹。贴敷后应尽量减少活动，避免出汗导致灸贴脱落。

（3）蕲艾三伏灸疗期间应保持良好的心态，使机体免疫功能处于最佳状态，这样有利于顽疾的治疗和康复。夏季闷热常会使人心情烦躁，可根据自身特点，通过转移注意力、听音乐等方式，尽量避免不良情绪影响。

七、蕲艾特色灸疗

1. 雷火神针灸

雷火神针灸（见图2-43）是实按灸法的一种，又名雷火神针法，由医圣李时珍首创，它是以蕲艾作为主要灸材，掺入辛香走窜、祛风通络的乳香、没药、川乌、草乌等药物，制成粗如指大、长在三四寸的蕲艾药条，施灸时将药条于酒精灯上点着，充分燃烧后吹灭，隔纸十层，趁热针于患处。该法传承至今已有四百余年，是国家级非物质文化遗产，也是蕲春艾灸疗法的代表性灸法之一。

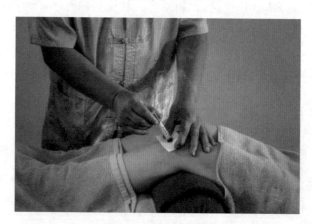

图2-43 雷火神针灸

（1）灸前准备

熟蕲艾绒、乳香、没药、皂角刺、硫黄、雄黄、草乌头、川乌头、桃树皮、麝香（现用冰片）、桑皮纸、面纸或棉布、木板、生鸡蛋、火柴或打火机、酒精灯、灰盒、甲紫、灭火筒等。

（2）灸具制备

熟蕲艾绒一两，乳香、没药、皂角刺、硫黄、雄黄、草乌头、川乌头、桃树皮末各一钱，麝香（现用冰片）五分。研末和匀，将药末掺入蕲艾绒中，用桑皮纸包药艾紧卷如爆竹状，再用木板搓捻卷紧，外用鸡蛋清涂抹，再糊上 1 层桑皮纸，两头留空 1 寸许，捻紧即成。阴干保存，勿使泄气。一般需制备 2 支以上，以备交替使用。

（3）施灸方法

在施灸部位衬隔面纸 10 层或棉布 5 ～ 7 层。取雷火神针 2 支，均点燃一端，其中一支作为备用，另一支以握笔状执住，正对穴位，紧按在面纸或棉布上，稍留 1 ～ 2 秒钟，使温热药气透入深部，至被灸者觉烫不可忍时，略提起雷火神针，待热力消减后再行按压施灸。若施灸时艾火熄灭，可取备用雷火神针接替施灸。如此反复，每穴施灸 7 ～ 9 次，务必使热力持续深透。每日或隔日 1 次，10 次 / 疗程。

（4）适应证

该法可用于治疗哮喘、慢性支气管炎、胃脘痛、腹泻、颈椎病、扭挫伤、月经不调、近视眼、关节炎等病证。

（5）注意事项

1）雷火神针灸属蕲艾条实按灸法，要注意避免灼伤，初学者更要引起重视。

2）若灸后局部出现水疱，水疱较小不需特殊处置，可任其自然吸收；水疱过大可用消毒针从疱底刺破，放出水液后，再涂以甲紫药水。

3）雷火神针灸适应证较广，在配穴组方时，应强调辨证施灸这一基本原则。

4）将雷火神针灸点燃时，一定要燃透，否则在面纸或棉布包裹或按压时容易熄灭。

5）施灸时，按压穴位的力度、灸疗的热度及时间长短以被灸者感觉最强为度。

6）灸疗后，应让被灸者休息 30 分钟左右，喝 200 ～ 250 mL 温水或益气养阴茶，以助药气流畅达全身经络，直达病所，祛除病邪。

2. 蕲艾大灸

蕲艾大灸是指在施灸部位覆盖葱白、香豉、大蒜、生姜等制成的药饼作为衬隔物，再在药饼上铺蕲艾绒施灸的一种大面积隔物灸法。该法源自《本草纲目》，主要包括蕲艾督脉大灸法、蕲艾任脉大灸法、蕲艾腰椎大灸保健法及蕲艾大灸暖宫法等。现对蕲艾督脉大灸法和蕲艾任脉大灸法进行介绍。

（1）蕲艾督脉大灸法（见图 2-44）

1）灸前准备：蕲艾绒，老姜若干，纱布数卷，干毛巾若干，蕲艾精油，软枕，火柴，线香，灰盒，灭火筒等。

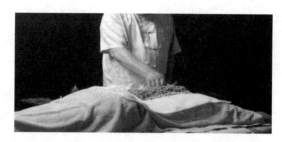

图 2-44　蕲艾督脉大灸法

2）衬隔物制作：将老姜切成细末，晾干备用。

3）施灸方法：被灸者取俯卧位，腹部垫一软枕。取大椎至腰俞段，宽 10～15 cm 区域作为施灸区，非施灸区用干毛巾覆盖保护。先在施灸区涂搽蕲艾精油并循经点按 2～3 遍，以疏通督脉及膀胱经之经气，然后铺宽约 20 cm 的纱布条，在纱布条上铺满厚 1～1.5 cm、宽 10～15 cm 的老姜末，再在老姜末上铺满厚 1～1.5 cm、宽 10～15 cm 的蕲艾绒，用线香多点同时点燃施灸。以蕲艾绒燃尽为 1 壮，一般施灸 3～5 壮。术毕，于施灸部位从上至下循经按摩 3～5 遍以封穴。3～5 天施灸 1 次，5～7 次 / 疗程。

4）适应证：本法适用于调理类风湿关节炎、强直性脊柱炎、顽痹、顽固性哮喘及其他严重的虚寒性疾病等。

（2）蕲艾任脉大灸法

1）灸前准备：蕲艾绒，老姜若干，纱布数卷，干毛巾若干，蕲艾精油，软枕，火柴，线香，灰盒，灭火筒等。

2）衬隔物制作：将老姜切成细末，晾干备用。

3）施灸方法：被灸者取仰卧位，项部垫一软枕。取膻中至中极段，宽 10～15 cm 区域作为施灸区，非施灸区用干毛巾覆盖保护。先在施灸区涂搽蕲艾精油并循经点按 2～3 遍，以疏通任脉、肾经及胃经之经气，然后铺宽约 20 cm 的纱布条，在纱布条上铺满厚 1～1.5 cm、宽 10～15 cm 的老姜末，再在老姜末上铺满厚 1～1.5 cm、宽 10～15 cm 的蕲艾绒，用线香多点同时点燃施灸。蕲艾绒燃尽为 1 壮，一般施灸 3～5 壮。术毕，于施灸部位从上至下循经按摩 3～5 遍以封穴。3～5 天施灸 1 次，5～7 次 / 疗程。

4）适应证：本法适用于上、中、下三焦之虚寒证，如胸痹、胃脘痛、腹痛、腹泻、便秘、男子阳痿早泄、女子月经不调、不孕等。

（3）注意事项

1）灸疗过程中应防止艾火散落造成灼伤及衣物毁损。

2）施灸过程中应控制好灸疗温度、预防灼伤，并做好灸后灭火工作。

3）灸疗后被灸者需休息 30 ～ 60 分钟，饮温水或益气养阴茶 1 杯，注意保暖，避免冷风吹拂。

4）蕲艾大灸后，1 月内忌食生冷辛辣及肥甘厚味，禁冷水淋浴、慎房事。

5）蕲艾大灸不宜过于频繁，一般 3 ～ 5 天施灸 1 次。

6）老人、小儿及孕妇慎用此法。

3. 蕲艾火灸

蕲艾火灸是通过给经络腧穴或病变部位加温给药的方式，起到温经活络、祛风除湿、活血疗伤等作用，从而治疗某些疾病的一种民间灸法。主要包括蕲艾督脉火灸法、蕲艾任脉火灸法、蕲艾腰椎火灸法及蕲艾火灸暖宫法等。现对蕲艾督脉火灸法及蕲艾任脉火灸法进行介绍。

（1）蕲艾督脉火灸法（见图 2-45）

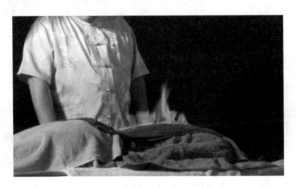

图 2-45　蕲艾督脉火灸法

1）灸前准备

①督脉火灸液配方：蕲艾、杜仲、葛根、狗脊、川乌、草乌、肉桂等 30 余味道地药材。

②督脉火灸液制作：取高度烧酒浸泡药物，3 个月后滤取药酒密封备用。

③辅助材料：蕲艾精油、有盖方盘（内盛火灸液及纱布块）、喷壶（内盛高度烧酒）、湿毛巾（蕲艾叶煎浓汁浸湿）、干毛巾、软枕、火柴、75% 酒精棉球等。

2）施灸方法。被灸者取俯卧位，腹部垫一软枕。选取大椎至腰俞段，宽 15 ～ 20 cm 区域作为施灸区，用 75% 酒精棉球对施灸区进行擦拭消毒，非施灸区用干毛巾覆盖保护。先于施灸区涂搽蕲艾精油并循经点按 2 ～ 3 遍，以疏通督脉及膀胱经之经气，然后取出用火灸液浸泡好的纱布块，从上至下铺满施灸区，并于其上覆盖 1 ～ 2 层湿毛巾，再在湿毛巾上喷洒高度烧酒，点燃施灸。若被灸者觉灼热难忍时，应立即用准备好的湿毛巾从上至下将火焰熄灭，待热感减退后，如上法再点火施灸。每施灸 1 次为 1 壮，一般施灸 7 ～ 9 壮。术毕，取下毛巾及纱布块，可见施灸部位深色潮红，并有细密水珠渗出，用干毛巾将水珠拭去并从上至下循经按摩 3 ～ 5 遍以封穴。3 ～ 5 天施灸 1 次，5 ～ 7 次 / 疗程。

3）适应证：蕲艾督脉火灸可激发督脉及膀胱经之经气，有温通气血、通络开痹、活血化瘀、调节脏腑等功效，既可用于气虚、阳虚及寒湿偏重的脏腑疾病，也可用于脊柱退行性疾病、风湿性疾病及腰背部伤筋等。

（2）蕲艾任脉火灸法

1）灸前准备

①任脉火灸液配方：蕲艾、苍术、白术、附片、干姜、丁香、藿香等 30 余味道地药材。

②任脉火灸液制作：取高度烧酒浸泡药物，3 个月后滤取药酒密封备用。

③辅助材料：蕲艾精油、有盖方盘（内盛火灸液及纱布块）、喷壶（内盛高度烧酒）、湿毛巾（蕲艾叶煎浓汁浸湿）、干毛巾、软枕、火柴、75% 酒精棉球等。

2）施灸方法。被灸者取仰卧位，项部垫一软枕。选取膻中至中极段，宽15 ～ 20 cm 区域作为施灸区，用 75% 酒精棉球对施灸区进行擦拭消毒，非施灸区用干毛巾覆盖保护。先于施灸区涂搽蕲艾精油并循经点按 2 ～ 3 遍，以疏通任脉、肾经及胃经之经气，然后取出用火灸液浸泡好的纱布块，从上至下铺满施灸区，并于其上覆盖 1 ～ 2 层湿毛巾。再在湿毛巾上喷洒高度烧酒，点燃施灸。若被灸者感施灸部位灼热难忍，应立即用备好的湿毛巾从上至下将火焰熄灭，待热感减退后，如上法再点火施灸。每施灸 1 次为 1 壮，一般施灸 7 ～ 9 壮。术毕，取下毛巾及纱布块，可见施灸部位深色潮红，并有细密水珠渗出，用干毛巾将水珠拭去并从上至下循经点按 3 ～ 5遍以封穴。3 ～ 5 天施灸 1 次，5 ～ 7 次 / 疗程。

3）适应证：蕲艾任脉火灸有宽胸理气、温运中土、暖宫散寒等作用，适用于治疗胸闷、咳嗽、胃痛、腹痛、便秘、泄泻、痛经、月经不调等疾病。

（3）注意事项

1）施灸过程中，应密切观察被灸者的反映及灸感等情况，并随时准备扑灭灸火。

2）施行蕲艾督脉火灸时，应用湿毛巾覆盖被灸者头部及其他部位，避免灸火灼烧头发及衣物等。

3）灸疗后，被灸者一般需休息 30 ～ 60 分钟，饮温水或益气养阴茶 1 杯，注意保暖，避免冷风吹拂。

4）蕲艾火灸液的配制应根据所治疗病证的需要，不能墨守成规，要遵循辨证用药的基本原则。

5）蕲艾火灸不宜过于频繁，一般 3 ～ 5 天施灸 1 次。

6）蕲艾火灸后，被灸者 1 个月内忌食生冷辛辣及肥甘厚味，禁冷水淋浴，慎房事。

7）火灸法古时用老酒作为燃料施灸，现今改用酒精作为燃料，火力更足。

8）老人、小儿及孕妇慎用此法。

4. 蕲艾蒸汽灸

蕲艾蒸汽灸一法是水煮蕲艾叶或整株干燥蕲艾，用其蒸汽熏灸人体某一部位以防治疾病，称为蕲艾蒸汽灸疗疾法；一法是在疫病流行期间，水煮蕲艾叶或整株干燥蕲艾，用其蒸汽对某一物理空间进行消杀防疫，以保护人们不受疫邪感染，称为蕲艾蒸汽灸防疫法。蕲艾蒸汽灸是国家级非物质文化遗产蕲春艾灸防疫四法之一，在蕲春及周边地区传承应用千余年。现在，该法在传承精华的基础上不断创新发展，除蕲艾外，还根据治疗病证所需添加其他药物，使其适应证更广，疗效得到进一步提升。同时形状、功能各异的蕲艾蒸汽灸器具也使其使用更加方便。

（1）灸前准备

适量干燥蕲艾叶或整株干燥蕲艾、蒸汽熏灸所用器具、干毛巾、铺巾等。

（2）施灸方法

将适量的干蕲艾叶或整株干燥的蕲艾加水煮沸后，倒入施灸容器中。一法是利用蒸汽熏灸人体某一部位或病变部位，每日1次或2日1次，30～45分钟/次，5～7次/疗程。一法是利用蒸汽对某一物理空间进行消杀防疫，熏蒸防疫用于密闭空间时，应关闭门窗，每日1～2次，每次1小时；用于开放空间时，每次1～2小时，每日1～2次，并可视疫情延长熏灸时间和增加熏灸频次，直至疫情结束为止。

（3）适应证

蕲艾蒸汽灸可用于预防和治疗多种皮肤病、骨关节病及风寒湿痹等，随着在蕲艾中加入不同药物施灸，该法的治疗范围亦有所扩大。蕲艾蒸汽灸适用于预防多种因寒湿疫毒之邪引起的疫病。

（4）注意事项

1）蕲艾蒸汽灸疗在施灸时，干蕲艾叶用量应不少于150 g或整株干燥蕲艾用量应不少于500 g，另可根据所治疗病证的需要，加入其他相应药物，灸疗时注意防止烫伤。

2）蕲艾用量应根据空间大小而定，一般来说，15 m² 的房间所用干燥蕲艾叶应不少于500 g或整株干燥蕲艾应不少于1 500 g。若为开放空间，则应加大蕲艾用量，并可多点同时熏灸。还可根据疫情特点加入苍术、菖蒲、板蓝根等药物以提高防疫效果。

5. 蕲艾烟熏灸

蕲艾烟熏灸源自李时珍《本草纲目》，主要包括蕲艾烟熏灸疗疾法和蕲艾烟熏灸防疫法两种方法。前者是指用蕲艾叶或蕲艾绒燃烧后，以其艾烟熏灸患部的一种外治方法；后者则是以蕲艾燃烧形成艾烟，对某一物理空间进行熏灸防疫的一种方法。该法是国家级非物质文化遗产蕲春艾灸防疫四法之一。

（1）蕲艾烟熏灸疗疾法（见图 2-46）主要取阿是穴，即病灶处。具体方法可分为以下两种。

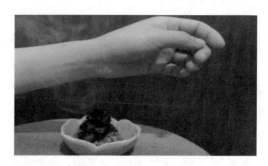

图 2-46　蕲艾烟熏灸

1）灸器熏灸法：被灸者取适当体位，充分暴露患部。先用 0.9% 的生理盐水清洗病变部位，去除表皮污渍及脓性分泌物。然后将艾条切成小段或艾绒（亦可在艾绒中掺入其他药物）置于特制的手持艾烟熏灸器中（状如带烟囱的小炉）燃烧，将熏灸器置于病变部位的下方，使烟囱口对准患处（距离皮肤 3 ～ 5 cm）熏灸 45 ～ 60 分钟，使创面形成一层薄黄色油膜，以周围皮肤红润、温热为度。每日 1 ～ 2 次，10 次 / 疗程。

2）蕲艾条熏灸法：取蕲艾条一支，点燃一端，在病变部位下方进行熏灸。其操作同温和灸，不过温和灸时艾条置于穴位的上方，本法则是置于病变部位下方，使艾烟能熏至患处，使患处感到温热而无灼痛。若某些部位艾烟难以到达，如耳孔等，可用嘴往病灶方向轻吹。每次熏灸 45 ～ 60 分钟，使局部皮肤潮红，疮面形成一层薄黄色油膜为度。每日 1 ～ 2 次，10 次 / 疗程。

上述二法灸毕，均用创面消毒敷料包扎。通过临床研究证实，针对不同的致病菌，熏灸时间应有差别，金黄色葡萄球菌蕲艾熏 30 分钟即可杀灭，白色链球菌需熏 40 分钟可杀灭，而绿脓杆菌则需熏 60 分钟方可杀灭。

3）适应证：蕲艾烟熏灸疗疾法主要用于外伤性感染、疮疡等治疗，亦用于治疗疥疮、痔疮等病证。

4）注意事项

①一定要灸至足够的时间，尤其当疮面较大时更需延长时间，否则难以奏效。

②疮面有脓性分泌物时，应先清洗干净再进行熏灸。

（2）蕲艾烟熏灸防疫法（见图 2-47）

疫病流行期间，在工作或生活的空间里，关闭门窗，用蕲艾条、蕲艾绒或蕲艾叶燃烧并烟熏约 1 小时（一般每 10 m² 的房间用一根蕲艾条即可），熏完后打开门窗通风，每日 1 次或隔日 1 次。该法适用于公共场所及居家防疫，主要用于呼吸道传染病的防控。

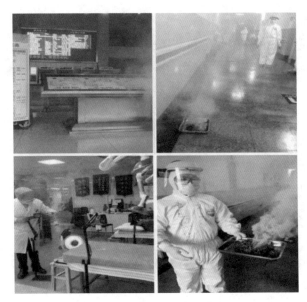

图 2-47　蕲艾烟熏灸防疫法

6. 蕲艾内灸

蕲艾内灸是指吞服陈蕲艾叶团或内服蕲艾叶煎汁以预防和治疗某些疾病的方法（见图 2-48）。该法源自李时珍《本草纲目》。李时珍认为蕲艾"苦而辛，生温熟热，可升可降，阳也。入足太阴、厥阴、少阴三经"。蕲艾煎服有温中、散寒、止痛、除湿等功效。蕲春民间历来就有吞服蕲艾叶团治疗因受寒邪所致的胃脘痛、腹痛、泄泻、痛经及饮食所伤造成的呕吐、反酸等证。蕲艾内灸亦适用于因寒湿疫毒之邪所致疫病的预防，是国家级非物质文化遗产蕲春艾灸防疫四法之一。该法可疏通肝、脾、肾三经，祛除寒湿之邪。

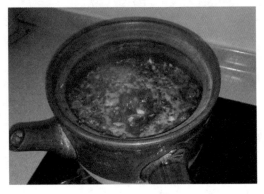

图 2-48　蕲艾煎汤内服

（1）灸前准备

每年阴历五月五日，连茎割取整株蕲艾，曝干收叶，备用。

（2）内灸方法

1）蕲艾叶团吞服法：将干燥陈蕲艾搓成团，温水送服，每次吞服 5 ～ 7 枚。

2）蕲艾叶煎服法：取陈蕲艾叶 30 ～ 50 g，加水 500 mL，煎汁 250 mL，分两次温服，或当茶饮。

（3）适应证

1）风寒之邪所致感冒、咳嗽等肺部疾病。

2）寒邪所伤致胃痛、腹痛、泄泻等消化系统疾病。

3）寒湿之邪所致痛经、崩漏及白带量多等妇科疾病。

4）预防寒湿疫毒所致疫病。

（4）注意事项

1）蕲艾内灸取材方便、操作简单、疗效显著，但主要用于寒湿之邪所引起的各种病证及某些虚寒性疾病。

2）蕲艾内灸有较好的散寒祛湿作用，但不能用于阴虚阳亢或阴虚火旺之人。

3）蕲艾内灸用于预防疫病，以寒湿疫为主。

4）蕲艾内灸用于养生保健，限于寒湿体质及阳虚体质人群。

单元测试题

一、填空题（请将正确的答案填在横线空白处）

1.《扁鹊心书》提到，保命之法：____第一，丹药第二，附子第三。

2. 古人按照年龄定灸量，随着年龄增大而增加施灸壮数，称为____。

3.《本草纲目》记载，近代惟汤阴者谓之____，四明者谓之____，自成化以来，则以蕲州者为胜，用充方物，天下重之，谓之____。

4. 优质的蕲艾绒质地柔软、无杂质、易成团、燃烧均匀、火力温和，多用于____；普通的蕲艾绒含有少量杂质、不易成团，燃烧时火力大且不柔和，多用于____。

5.《本草纲目》记载，凡用艾叶，须用陈久者，治令细软，谓之____。

6. 蕲艾条又称蕲艾卷，是指用陈蕲艾绒卷成的圆柱形长条。根据内含药物的有无，又分为____和____。

7. 艾叶辛香苦燥，局部煎汤外洗有____之功，临床可用于治疗湿疹、阴痒等皮肤疾病。

8. 不同部位对灸疗的耐受力也不尽相同，皮肉厚实处灸量宜____，皮肉浅薄处灸量宜____。

9. 蕲艾三伏灸适用于冬季易反复发作的____一类的慢性疾病。

10. 蕲艾内灸法用于养生保健时，限于____体质人群。

二、判断题（下列判断正确的请打"√"，错误的请打"×"）

1. 优质的蕲艾绒质地柔软、无杂质、易成团、燃烧均匀、火力温和，多用于直接灸。（　　　）

2. 清蕲艾条是在艾绒中掺入其他中药粉末而制作成的艾条。（　　　）

3. 将艾绒用手揉捏成大小不等的圆锥体，做成一定形状的小团，称为艾炷。（　　　）

4. 蕲艾绒纯度越高，气味越浓；纯度越低，气味越淡。（　　　）

5. 雀啄灸法是将艾条的一端点燃，对准施灸部位一上一下地摆动，如麻雀啄食一样，一般每处灸约 5 分钟，有温阳起陷作用。此法临床应用广泛，适用于一切灸疗适应证。（　　　）

6. 胃痛取中脘、梁门，口歪取颊车、地仓等腧穴温和灸，皆属于近部取穴。（　　　）

7. 灸量即施灸的剂量。（　　　）

8. 隔盐灸一般用于实证。（　　　）

9. 艾灸疗法的作用有温经散寒、行气通络、补益阳气等。（　　　）

10. 隔盐灸适合调理虫叮蛇咬。（　　）

11. 灸疗后，若局部出现小水疱，应保护好水疱，勿使其破裂，一般 4 ～ 6 天可吸收自愈。（　　）

12. 在冬季进行灸疗要注意保暖，在夏季进行灸疗要预防中暑，同时还要注意调节室内温度和开窗换气。（　　）

13. 晕灸时可能会出现头晕、眼花、恶心、面色苍白、心慌、汗出等，甚至发生晕倒。（　　）

14. 对皮肤感觉迟钝者或小儿施灸时，应用食指和中指置于施灸部位两侧，以感知局部的灸疗温度，这样，既不致烫伤皮肤，又能收到较好的效果。（　　）

15. 被灸者出现轻度晕灸时，应停止施灸，将被灸者扶至空气流通处。抬高双腿，放低头部（不用枕头），静卧片刻一般可自行恢复。若被灸者仍感不适，应给予温水或热茶饮服，晕灸严重者应立即送医疗机构处置。（　　）

16. 四季皆可做灸疗养生保健。（　　）

17. 蕲艾内灸是指吞服陈蕲艾叶团或内服蕲艾叶煎汁以预防和治疗某些疾病的方法。（　　）

18. 蕲艾火灸法古时用老酒作为燃料施灸，今改用酒精作为燃料，火力更足。（　　）

19. 蕲艾炷隔附子饼灸常用于调理各种阴虚病证，也可用于外科手术后切口愈合不佳，频频施灸能祛腐生肌。（　　）

20.《黄帝内经·灵枢·终始》云："病在上者下取之，病在下者上取之，病在头者取之足，病在足者取之腘。"皆属于远部取穴。（　　）

三、单项选择题（下列每题的选项中，只有 1 个是正确的，请将其代号填在横线空白处）

1. 神阙，俗称肚脐眼。若于该穴施行隔物灸法以温阳补肾，通常会用（　　）。

A. 隔姜灸法　　　　B. 隔附子饼灸法　　　C. 隔盐灸法　　　　D. 隔蒜灸法

2.《本草纲目》载："艾叶自____以来，则以蕲州者为胜，用充方物，天下重之，谓之蕲艾。"

A. 洪武　　　　　　B. 成化　　　　　　　C. 嘉靖　　　　　　D. 万历

3. 李时珍为著《本草纲目》耗时____年，英国著名生物学家达尔文称该书为"中国古代的百科全书"。

A. 25　　　　　　　B. 26　　　　　　　　C. 27　　　　　　　D. 28

4. 蕲春县于____年被中国中药协会授予"中国艾都"称号。

A. 2014　　　　　B. 2015　　　　　C. 2016　　　　　D. 2017

5. 蕲春艾灸疗法以道地蕲艾为主要灸材，以韩泰及李时珍父子为代表，其灸法技艺精湛，尤以____等闻名于世。

A. 雷火神针、蕲艾大灸、隔物灸　　　B. 悬灸、灯火灸、神针灸

C. 雷火神针、蕲艾大灸、蕲艾火灸　　D. 灯火灸、火灸、神阙灸

6.《本草纲目》所载____灸法，开药条实按灸法之先河，是李时珍对传统灸法学的重要贡献之一。

A. 隔物灸　　　　B. 太乙神针　　　　C. 灯火灸　　　　D. 雷火神针

7. 灸疗是冬病夏治常用的方法之一，其中以____最具有代表性。

A. 春分灸　　　　B. 三伏灸　　　　C. 冬至灸　　　　D. 白露灸

8. 蒜钱灸即隔蒜灸，李时珍《本草纲目》中有多处记载，该法古时主要是用于治疗____。

A. 五脏疾病　　　B. 风寒湿痹　　　C. 外科疮疡　　　D. 六腑疾病

9. 晕灸是灸疗过程中偶有出现的现象，一般会出现头昏、眼花、恶心、心悸、面色苍白、脉细肢冷、血压____等，应注意防范、妥善处置。

A. 升高　　　　　B. 无波动　　　　C. 降低　　　　　D. 先升高后降低

10. 灸疗主要是借助灸火温和刺激达到防病治病、养生保健的目的。一般来说，____更适合艾灸调理。

A. 外感温病　　　B. 阴虚内热证　　　C. 阳虚外寒证　　　D. 实热证

11. 灸疗操作顺序亦有讲究，《针灸资生经》提到"凡灸当____"。

A. 先阴后阳　　　B. 先阳后阴　　　C. 不拘先后顺序　　D. 先下后上

12. 艾炷灸通常以艾炷的大小和壮数的多少计算灸量。艾炷大、壮数多则灸量大；艾炷小，壮数少则灸量小。一般来说，施灸壮数以____壮/穴为宜。

A. 1 ～ 3　　　　B. 2 ～ 4　　　　C. 7 ～ 9　　　　D. 9 ～ 15

13. 有关灸疗的注意事项，叙述不正确的是____。

A. 先灸上部，后灸下部　　　　　B. 先灸阴部，后灸阳部

C. 壮数应先少后多　　　　　　　D. 艾炷应先小后大

14. 有回阳、救逆、固脱作用的是____。

A. 大椎穴隔姜灸　　B. 涌泉穴蒜泥灸　　C. 神阙穴隔盐灸　　D. 气海穴温针灸

15. 瘢痕灸也称____。

A. 非化脓灸　　　B. 化脓灸　　　　C. 麦粒灸　　　　D. 悬灸

16. 属于艾炷灸的是____。

A. 化脓灸　　　　B. 铺灸　　　　　C. 温和灸　　　　D. 温针灸

17. 远部选穴是根据经络学说和腧穴的主治功能提出的，是指选取距离病痛部位较远的腧穴。如咳嗽、咳血属于肺系疾病，可选取____。

 A. 尺泽、鱼际　　　B. 公孙、中脘　　　C. 三阴交、太溪　　　D. 百会、行间

18. 随证取穴，也称对证取穴，是针对某些全身症状或疾病的病因病机而选取穴位。在临床上有许多疾病往往难以明确其病变部位，如发热、失眠、多梦、自汗、盗汗、虚脱、抽风、昏迷等，这一类病证可按照随证取穴的原则选取适宜腧穴进行灸疗。例如：高热可选取____。

 A. 大椎、陶道　　　B. 关元、气海　　　C. 三阴交、百会　　　D. 太冲、行间

19. 将蕲艾绒搓捏成一定大小的圆锥形蕲艾团，称为蕲艾炷，蕲艾炷以____为计数单位。

 A. 壮　　　　　　　B. 颗　　　　　　　C. 粒　　　　　　　D. 个

20. 脾喜燥恶湿，若湿邪困遏脾阳，脾失健运，就会出现食欲不振、脘腹胀满等症状。运用蕲艾保健灸疗，常灸____，可以使脾气健运，气血生化有源，则一身之气血充足，身体康健。

 A. 脾俞、中脘、足三里、神阙　　　　　B. 三阴交、太溪、涌泉、阴陵泉

 C. 合谷、曲池、大椎、肺俞　　　　　　D. 神门、心俞、内关、涌泉

四、多项选择题（下列每题的选项中，有 2 个以上是正确的，请将其代号填在横线空白处）

1. 灸法不仅是中医学防病治病的重要手段，亦是养生保健之大法，故古人有"保命之法，灼艾第一"之说。总的来说，灸法有____等功效。

 A. 温经通络、祛湿散寒　　　　　　　　B. 升阳举陷、回阳固脱

 C. 消瘀散结、拔毒泄热　　　　　　　　D. 预防疾病、保健强身

 E. 养阴润燥、化痰止咳　　　　　　　　F. 养阴柔肝、镇肝潜阳

2. 蕲艾内灸可疏通____、____、____三经。

 A. 肝　　　　　　　B. 脾　　　　　　　C. 肾

 D. 肺　　　　　　　E. 心　　　　　　　F. 小肠

3.《本草从新》提到，艾叶苦辛，性温，属纯阳之性，能回垂危之阳，通____、走____、理气血、逐寒湿、暖子宫。

 A. 十二经　　　　　B. 三阴　　　　　　C. 奇经八脉

 D. 督脉　　　　　　E. 手三阴经　　　　F. 足三阴经

4. 蕲艾炷间接灸的种类很多，其名称一般随所间隔的物品而定，常用的间隔物有____。

A. 蒜　　　　　　　B. 姜　　　　　　　C. 附子

D. 盐　　　　　　　E. 巴豆　　　　　　F. 商陆

5. 灸疗的体位是否合适，对于正确取穴和灸疗操作有较大的影响。选择体位要以施灸者能____，被灸者姿态舒适并能持久保持为原则。

A. 准确取穴　　　B. 简单舒适　　　C. 操作方便

D. 轻松持久　　　E. 舒适不疲劳　　F. 辨别疾病

6. 施灸前要制定的灸疗方案包括____等。

A. 灸疗方法　　　B. 灸疗腧穴　　　C. 灸疗顺序

D. 灸疗体位　　　E. 灸疗剂量　　　F. 灸疗疗程

7. 蕲艾条悬起灸常用的操作手法有____。

A. 温和灸　　　　B. 回旋灸　　　　C. 雀啄灸

D. 循经往返灸　　E. 麦粒灸　　　　F. 实按灸

8. 艾炷大小的选择根据____而定。

A. 灸疗时间　　　B. 病情　　　　　C. 部位

D. 施灸方法　　　E. 施灸季节　　　F. 施灸对象

9. ____合称为蕲春艾灸防疫四法。

A. 蕲艾温灸　　　B. 蕲艾蒸汽灸　　C. 蕲艾烟熏灸

D. 蕲艾内灸　　　E. 蕲艾大灸　　　F. 蕲艾火灸

10. 艾灸调理的方法很多，养生保健机构常用的艾灸调理方法有____等，但应以不留瘢痕和不侵入人体为前提。

A. 艾炷无瘢痕灸　B. 艾条灸　　　　C. 温针灸

D. 温灸器灸　　　E. 化脓灸　　　　F. 蕲艾大灸

11. 蕲艾热敏灸常用的操作手法包括____。

A. 回旋灸　　　　B. 雀啄灸　　　　C. 温和灸

D. 循经往返灸　　E. 实按灸　　　　F. 点按灸

12. 蕲艾大灸主要包括____四种。

A. 蕲艾督脉大灸法　　　　　　　B. 蕲艾任脉大灸法

C. 蕲艾腰椎大灸保健法　　　　　D. 蕲艾大灸暖宫法

E. 蕲艾涌泉大灸法　　　　　　　F. 蕲艾神阙大灸法

13. 灸疗可以起到温阳补虚的作用，如灸____可以使胃气常盛，气血充盈。

A. 足三里　　　　B. 中脘　　　　　C. 太溪

D. 涌泉　　　　　E. 命门　　　　　F. 大椎

14. 不同的地域和季节，灸量的选择也是有差异的。下列说法正确的是____。

A. 北方气候寒冷，灸量宜大   B. 南方气候温暖，灸量宜小

C. 阳虚外寒证，灸量宜大   D. 阴虚内热证，灸量宜小

E. 夏天炎热，阳气盛，灸量宜小   F. 冬日寒冷，阴气盛，灸量宜大

15. 灸疗后，有时施灸处或身体其他部位会出现皮肤潮红或皮肤瘙痒等情况，轻者一般自行消退，若难以消退者，可加灸____等穴，也可以用拔罐、刮痧等法，引邪外出。

A. 血海   B. 曲池   C. 足三里

D. 百会   E. 太溪   F. 足三里

16. 蕲艾炷直接灸是将大小适宜的蕲艾炷直接置于体表施灸的方法。一般包括____。

A. 蕲艾炷瘢痕灸   B. 蕲艾炷无瘢痕灸   C. 蕲艾炷间接灸

D. 蕲艾炷隔物灸   E. 蕲艾炷隔姜灸   F. 蕲艾炷隔盐灸

17. 蕲艾炷无瘢痕灸是指将蕲艾炷直接置于穴位上点燃施灸，不灼伤皮肤，不使局部起疱化脓的灸法。施灸时一般先在施灸部位涂以少量____，以使蕲艾炷便于粘附。

A. 醋   B. 凡士林   C. 蒜汁

D. 龙胆紫   E. 酒精   F. 碘伏

18. 蕲艾炷隔姜灸法具有发汗解表、温中止呕、散寒止痛的作用，适用于____。

A. 外感表证   B. 虚寒性疾病   C. 寒湿性疾病

D. 阴虚性疾病   E. 湿热性疾病   F. 热毒性疾病

19. 蕲艾条雀啄灸热感较其他悬灸法强，多用于____，灸时应注意防止烧伤皮肤。

A. 急性病证   B. 慢性病证   C. 较顽固的病证

D. 寒性病证   E. 热性病证   F. 湿热病证

20. 灸后上火反应在灸疗实践中较为常见，若出现口干、口苦、咽喉干痛、目赤肿痛等情况，可以加灸____等穴引火下行。

A. 涌泉   B. 太溪   C. 三阴交

D. 命门   E. 大椎   F. 百会

五、简答题

1. 简述什么是灸疗。

2. 简述灸疗的适应证。

3. 简述艾叶的功效。

4. 简述纯度高的艾条燃烧后的状态。

5. 简述蕲艾条的筛选标准。

6. 简述灸疗的顺序。

7. 简述晕灸的处置方法。

8. 简述常用蕲艾炷的规格。

9. 艾叶常用于睡前泡脚，此外，也可根据实际情况添加其他药物，以达到更好的养生保健效果。请列举几种常见的添加药物及其功效。

六、操作题

1. 演示蕲艾炷无瘢痕灸的操作。

2. 演示蕲艾炷麦粒灸的操作。

3. 演示蕲艾炷隔姜灸的操作。

4. 演示蕲艾炷隔蒜灸的操作。

5. 演示神阙穴蕲艾炷隔盐灸的操作。

6. 演示蕲艾炷隔附子饼灸的操作。

7. 演示蕲艾条温和灸的操作。

8. 演示蕲艾条回旋灸的操作。

9. 演示蕲艾条雀啄灸的操作。

10. 演示蕲艾条循经往返灸的操作。

单元测试题答案

一、填空题

1. 灼艾 2. 随年壮 3. 北艾 海艾 蕲艾 4. 直接灸 间接灸 5. 熟艾 6. 清蕲艾条 蕲艾药条 7. 祛湿止痒 8. 大 小 9. 阳虚寒盛 10. 寒湿及阳虚

二、判断题

1. √ 2. × 3. √ 4. × 5. × 6. √ 7. √ 8. × 9. √ 10. × 11. √
12. √ 13. √ 14. √ 15. √ 16. √ 17. √ 18. √ 19. × 20. ×

三、单项选择题

1. C 2. B 3. C 4. C 5. C 6. D 7. B 8. C 9. C 10. C 11. B 12. C
13. B 14. C 15. B 16. A 17. A 18. A 19. A 20. A

四、多项选择题

1. ABCD 2. ABC 3. AB 4. ABCD 5. AC 6. ABCDEF 7. ABCD 8. BCD
9. ABCD 10. ABDF 11. ABCD 12. ABCD 13. AB 14. ABEF 15. AB
16. AB 17. BC 18. ABC 19. AC 20. ABCD

五、简答题
略。

六、操作题
略。

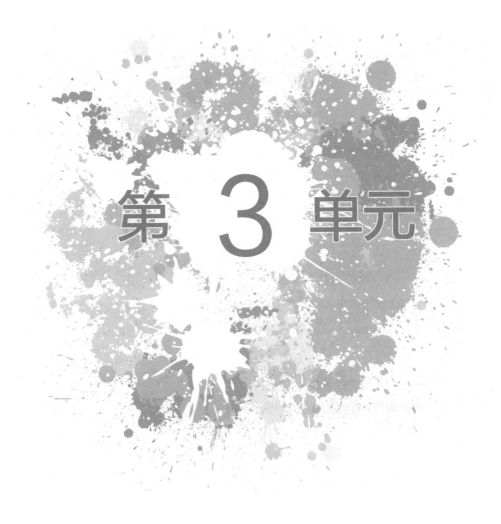

第 **3** 单元

蕲艾灸疗应用

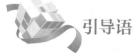

引导语

灸疗具有适应证广、操作简单、使用方便、疗效确切、副作用轻微等优势，为历代医家所推崇。

本单元主要介绍体质学说及不同体质的蕲艾保健灸疗，常用养生腧穴的蕲艾保健灸疗，常用蕲艾功能保健灸疗及常见疾病的蕲艾保健灸疗等灸疗应用知识。

培训目标

了解中医体质学说及对应的蕲艾保健灸疗

熟悉常见疾病的蕲艾保健灸疗

掌握常用养生腧穴的蕲艾保健灸疗

能提供适宜、有效的蕲艾保健灸疗服务

第1节　体质学说及蕲艾保健灸疗

一、体质学说概述

1. 体质的含义

"体"指身体、形体，"质"指特质、性质。体质是指人类个体在生命过程中，在先天遗传性和后天获得性的基础上所形成的，表现在形态结构、生理功能和心理活动方面综合的、相对稳定的特性。

体质是人体身心特性的概括，反映着个体形态结构、生理功能和心理活动的基本特征，是对个体的身体素质和心理素质的概括。它主要体现在抗病力、应变力、耐力、爆发力、生存能力、繁殖力、感悟性等方面的特异性。就人群来说，体质又具有普遍性，即所有个体都有体质，可以分为一般意义上的强和弱。

2. 体质的表现形式

体质在自然环境和社会环境中有不同的表现形式。

（1）个体对外来刺激的生理反应性，包括个体在体力、智力、本能方面的特性和对环境、气候的适应性，这时的体质反应可称为生理性体质表现。

（2）个体受病邪作用时的发病倾向性，包括机体对某些外邪的易感性、机体对病证的易发性和病证的易转性，这时的体质反应可称为病理性体质表现。

（3）个体在社会生活中表现出的行为特征，即气质，这时的体质反应可称为心理性体质表现。

3. 体质健康的标志

世界卫生组织认定的体质健康标准如下。

（1）精力充沛，能从容不迫地应付日常工作和生活。

（2）处事乐观，态度积极，乐于承担任务而不挑剔。

（3）善于休息，睡眠良好。

（4）应变能力强，能适应各种环境。

（5）对一般感冒和传染病有一定的抵抗力。

（6）体重适当，体型匀称，头、臂、臀比例协调。

（7）眼睛明亮，反应灵敏，眼睑不发炎。

（8）牙齿清洁，无疼痛、缺损、龋齿，牙龈颜色正常，无出血。

（9）头发光泽，无头屑。

（10）皮肤有弹性，走路轻松。

二、体质的分类

中医学体质的分类主要是以中医基础理论为依据，根据这些理论来确立不同个体的体质差异性。有两种常用的体质分类法，一种是传统的阴阳分类法；另一种是《中医体质分类与判定》（ZYYXH/T 157—2009）提出的九种体质分类法。

1. 阴阳分类法及其特征

（1）阴阳平和质

阴阳平和质是指人体的阴液和阳气充足，脏腑功能相互协调，心态从容。其特征为：身体强壮，胖瘦适度，面色与肤色虽有五色之偏但都明润含蓄，目光有神，食量适中，二便通畅，舌质红润，脉象缓匀有力，夜眠安稳，精力充沛，反应敏捷，自身调节和适应自然的能力强，生活安静自处，顺从自然，善于适应形势的变化，从容稳重，举止大方，性格开朗和顺，办事条理清晰。这种体质的人不易受邪且很少生病，即使生病也易于康复。

（2）偏阳质

偏阳质是指具有偏于亢奋、偏热、多动、性格冲动等特性的体质。其特征为：形体消瘦但较结实，面色略偏红或呈油性皮肤，喜动，食量较大，容易饥饿，畏热喜冷，体温偏高，动则易出汗，喜饮水，唇、舌偏红，脉多偏数，精力旺盛，动作敏捷，反应快，性欲旺盛，生活中性格外向冲动，易急躁。这种体质的人受邪发病后邪易从热化，多表现为热证、实证。

（3）偏阴质

偏阴质是指具有偏于抑制、偏寒、多静、心态消极、性格缓惰等特性的体质。其特征为：形体偏胖而不结实，易疲劳，面色偏白而少华，喜静少动，胆小易惊，食量较小，畏寒喜热，体温偏低，不易出汗，精力偏差，反应较慢，性欲偏弱，生活中性格内向。这种体质的人受邪发病后邪易从寒化，多表现为寒证、虚证。

2. 九种体质分类法及其特征

（1）平和质

总体特征：阴阳气血调和，以体态适中、面色红润、精力充沛等为主要特征。

形体特征：形体匀称健壮。

常见表现：面色、肤色润泽，头发稠密有光泽，目光有神，鼻色明润，嗅觉通利，唇色红润，不易疲劳，精力充沛，耐受寒热，睡眠良好，胃纳佳，二便正常，舌色淡红，苔薄白，脉和缓有力。

心理特征：性格随和开朗。

发病倾向：平素患病较少。

对外界环境适应能力：对自然环境和社会环境适应能力较强。

中医辨体描述：平时性格随和开朗，患病较少，对自然环境和社会环境适应能力较强。

（2）气虚质

总体特征：元气不足，以疲乏、气短、自汗等气虚表现为主要特征。

形体特征：肌肉松软不实。

常见表现：平素语音低弱，气短懒言，容易疲乏，精神不振，易出汗，舌淡红，舌边有齿痕，脉弱。

心理特征：性格内向，不喜冒险。

发病倾向：易患感冒、内脏下垂等病，病后康复缓慢。

对外界环境适应能力：不耐受风、寒、暑、湿邪。

中医辨体描述：气虚体质易患感冒、疲劳综合征、肺不张、贫血、营养不良、重症肌无力、胃下垂、直肠脱垂、神经性尿频，女性易患生殖脱垂等。

（3）阳虚质

总体特征：阳气不足，以畏寒怕冷、手足不温等虚寒表现为主要特征。

形体特征：肌肉松软不实。

常见表现：平素畏冷，手足不温，喜热饮食，精神不振，舌淡胖嫩，脉沉迟。

心理特征：性格多沉静、内向。

发病倾向：易患痰饮、肿胀、泄泻等病，感邪易从寒化。

对外界环境适应能力：耐夏不耐冬，易感风、寒、湿邪。

中医辨体描述：阳虚体质易患肥胖、骨质疏松、关节痛、风湿性关节炎、类风湿、水肿、痛经、月经延后、闭经、性功能低下、性冷淡等疾病。

（4）阴虚质

总体特征：阴液亏少，以口燥咽干、手足心热等虚热表现为主要特征。

形体特征：形体偏瘦。

常见表现：手足心热，口燥咽干，鼻微干，喜冷饮，大便干燥，舌红少津，脉细数。

心理特征：性情急躁，外向好动，活泼。

发病倾向：易患虚劳、失精、不寐等病，感邪易从热化。

对外界环境适应能力：耐冬不耐夏，不耐受暑、热、燥邪。

中医辨体描述：阴虚体质易患高血压、心律失常、脑中风、咽炎、肺结核、糖尿病、顽固性便秘等疾病。

（5）痰湿质

总体特征：痰湿凝聚，以形体肥胖、腹部肥满、口黏苔腻等痰湿表现为主要特征。

形体特征：形体肥胖，腹部肥满松软。

常见表现：面部皮肤油脂较多，多汗且黏，胸闷，痰多，口黏腻或甜，喜食肥甘甜黏，苔腻，脉滑。

心理特征：性格偏温和、稳重，多善于忍耐。

发病倾向：易患消渴、中风、胸痹等病。

对外界环境适应能力：对梅雨季节及湿重环境适应能力差。

中医辨体描述：痰湿体质易患高血压、糖尿病、高脂血症、痛风、冠心病、肥胖症、代谢综合征、脑血管疾病等。

（6）湿热质

总体特征：湿热内蕴，以面垢油光、口苦、苔黄腻等湿热表现为主要特征。

形体特征：形体中等或偏瘦。

常见表现：面垢油光，易生痤疮，口苦口干，身重困倦，大便黏滞不畅或燥结，小便短黄，男性易阴囊潮湿，女性易带下增多，舌质偏红，苔黄腻，脉滑数。

心理特征：容易心烦急躁。

发病倾向：易患疮疖、黄疸、热淋等病。

对外界环境适应能力：对夏末秋初湿热气候、湿重或气温偏高环境较难适应。

中医辨体描述：湿热体质易患疮疖、脂溢性皮炎、复发性口疮、慢性膀胱炎、胆结石、胆囊炎、特异性结肠炎等。

（7）血瘀质

总体特征：血行不畅，以肤色晦黯、舌质紫黯等血瘀表现为主要特征。

形体特征：胖瘦均见。

常见表现：肤色晦黯，色素沉着，容易出现瘀斑，口唇黯淡，舌黯或有瘀点，舌下络脉紫黯或增粗，脉涩。

心理特征：易烦、健忘。

发病倾向：易患症瘕及痛证、血证等。

对外界环境适应能力：不耐受寒邪。

中医辨体描述：血瘀体质易患中风、高血压、胃溃疡、冠心病、偏头痛、乳腺炎、子宫肌瘤、月经病、失眠等。

（8）气郁质

总体特征：气机郁滞，以精神抑郁、忧虑脆弱等气郁表现为主要特征。

形体特征：形体瘦者为多。

常见表现：神情抑郁，情感脆弱，烦闷不乐，舌淡红，苔薄白，脉弦。

心理特征：性格内向不稳定、敏感多虑。

发病倾向：易患脏躁、梅核气、百合病及郁症等。

对外界环境适应能力：对精神刺激适应能力较差，不适应阴雨天气。

中医辨体描述：气郁体质易患抑郁症、妇女脏躁、胸痛、经前期紧张综合征、乳腺增生、月经不调、消化性溃疡、慢性咽痛等。

（9）特禀质

总体特征：先天失常，以生理缺陷、过敏反应等为主要特征。

形体特征：过敏体质者一般无特殊；先天禀赋异常者或有畸形，或有生理缺陷。

常见表现：没有感冒时也会打喷嚏、鼻塞，流鼻涕；易因季节变化、异味原因而咳喘；容易过敏（对药物、食物或花粉）；皮肤易起荨麻疹，易因过敏出现紫癜，一抓就红，易出现抓痕。

心理特征：随禀质不同情况各异。

发病倾向：过敏体质者易患哮喘、荨麻疹、花粉症及药物过敏等，遗传性疾病如血友病、先天愚型等，胎传性疾病如五迟、五软、解颅、胎惊等。

对外界环境适应能力：适应能力差，如过敏体质者对易致敏季节适应能力差，易引发宿疾。

三、不同体质的蕲艾保健灸疗

1. 阴阳体质的蕲艾保健灸疗

（1）阴阳平和质

1）常用腧穴：足三里、中脘、神阙、命门。

2）常用蕲艾保健灸疗法

①蕲艾条温和灸：2～3穴/次，25～35分钟/穴，1～2次/周。

②蕲艾炷无瘢痕灸：2～3穴/次，5～7壮/穴，1～2次/周。

③神阙穴隔盐灸：5～7壮/穴，1～2次/周。

④蕲艾蒸汽灸：双膝关节以下部位，35～45分钟/次，1～2次/周。

（2）偏阳质

1）常用腧穴：三阴交、太溪、涌泉、曲池、太冲。

2）常用蕲艾保健灸疗法

①蕲艾条雀啄灸：2～3穴/次，35～45分钟/穴，2～3次/周。

②蕲艾条温和灸：2～3穴/次，35～45分钟/穴，2～3次/周。

③蕲艾炷无瘢痕灸：2～3穴/次，5～7壮/穴，2～3次/周。

④蕲艾炷隔蒜灸：2～3穴/次，5～7壮/穴，2～3次/周。

⑤蕲艾蒸汽灸：双膝关节以下部位，35～45分钟/次，2～3次/周。

⑥蕲艾器具灸：2～3穴/次，35～45分钟/穴，2～3次/周。

（3）偏阴质

1）常用腧穴：中脘、神阙、关元、气海、脾俞、肾俞、大椎。

2）常用蕲艾保健灸疗法

①蕲艾条温和灸：2～3穴/次，35～45分钟/穴，2～3次/周。

②蕲艾炷无瘢痕灸：2～3穴/次，5～7壮/穴，2～3次/周。

③蕲艾炷隔附子饼灸：2～3穴/次，5～7壮/穴，2～3次/周。

④神阙穴隔盐灸：5～7壮/次，2～3次/周。

⑤蕲艾大灸：蕲艾督脉大灸，施灸部位为大椎至腰阳关段督脉、足太阳膀胱经第一侧线穴区，5～7壮/次，3～5次/月；蕲艾任脉大灸，施灸部位为膻中至气海段任脉、足少阴肾经及足阳明胃经穴区，5～7壮/次，3～5次/月。

⑥蕲艾火灸：蕲艾督脉火灸，施灸部位为大椎至腰阳关段督脉、足太阳膀胱经第一侧线穴区，5～7壮/次，3～5次/月；蕲艾任脉火灸，施灸部位为膻中至气海段任脉、足少阴肾经及足阳明胃经穴区，5～7壮/次，3～5次/月。

⑦蕲艾蒸汽灸：双膝关节以下部位，35～45分钟/次，2～3次/周。

2.九种体质的蕲艾保健灸疗

（1）平和质见本节"阴阳平和质的蕲艾保健灸疗"。

（2）气虚质

1）常用腧穴：足三里、中脘、气海、神阙、大椎、脾俞、肾俞。

2）常用蕲艾保健灸疗法

①蕲艾条温和灸：2～3穴/次，35～45分钟/穴，2～3次/周。

②蕲艾炷无瘢痕灸：2～3穴/次，5～7壮/穴，2～3次/周。

③蕲艾器具灸：2～3穴/次，35～45分钟/穴，2～3次/周。

④蕲艾大灸：蕲艾督脉大灸，施灸部位为大椎至命门段督脉、足太阳膀胱经第一侧线穴区，5～7壮/次，3～5次/月；蕲艾任脉大灸，施灸部位为膻中至气海段任

脉、足少阴肾经及足阳明胃经穴区，5～7 壮 / 次，3～5 次 / 月。

⑤蕲艾火灸：蕲艾督脉火灸，施灸部位为大椎至命门段督脉、足太阳膀胱经第一侧线穴区，5～7 壮 / 次，3～5 次 / 月；蕲艾任脉火灸，施灸部位为膻中至气海段任脉、足少阴肾经及足阳明胃经穴区，5～7 壮 / 次，3～5 次 / 月。

⑥蕲艾蒸汽灸：双膝关节以下部位，35～45 分钟 / 次，2～3 次 / 周。

（3）阳虚质

1）常用腧穴：中脘、关元、神阙、大椎、脾俞、命门。

2）常用蕲艾保健灸疗法

①蕲艾条温和灸：2～3 穴 / 次，35～45 分钟 / 穴，2～3 次 / 周。

②蕲艾炷无瘢痕灸：2～3 穴 / 次，5～7 壮 / 穴，2～3 次 / 周。

③蕲艾炷隔附子饼灸：2～3 穴 / 次，5～7 壮 / 穴，2～3 次 / 周。

④蕲艾器具灸：2～3 穴 / 次，35～45 分钟 / 穴，2～3 次 / 周。

⑤神阙穴隔盐灸：5～7 壮 / 次，2～3 次 / 周。

⑥蕲艾大灸：蕲艾督脉大灸，施灸部位为大椎至命门段督脉、足太阳膀胱经第一侧线穴区，5～7 壮 / 次，3～5 次 / 月；蕲艾任脉大灸，施灸部位为膻中至关元段任脉、足少阴肾经及足阳明胃经穴区，5～7 壮 / 次，3～5 次 / 月。

⑦蕲艾火灸：蕲艾督脉火灸，施灸部位为大椎至命门段督脉、足太阳膀胱经第一侧线穴区，5～7 壮 / 次，3～5 次 / 月；蕲艾任脉火灸，施灸部位为膻中至关元段任脉、足少阴肾经及足阳明胃经穴区，5～7 壮 / 次，3～5 次 / 月。

⑧蕲艾蒸汽灸：双膝关节以下部位，35～45 分钟 / 次，2～3 次 / 周。

（4）阴虚质

1）常用腧穴：中脘、足三里、三阴交、膏肓、涌泉、太溪、照海。

2）常用蕲艾保健灸疗法

①蕲艾条温和灸：2～3 穴 / 次，35～45 分钟 / 穴，1～2 次 / 周。

②蕲艾炷无瘢痕灸：2～3 穴 / 次，5～7 壮 / 穴，1～2 次 / 周。

③蕲艾器具灸：2～3 穴 / 次，35～45 分钟 / 穴，1～2 次 / 周。

④蕲艾蒸汽灸：双膝关节以下部位，25～35 分钟 / 次，1～2 次 / 周。

（5）痰湿质

1）常用腧穴：中脘、丰隆、阴陵泉、脾俞、肾俞、膀胱俞。

2）常用蕲艾保健灸疗法

①蕲艾条雀啄灸：2～3 穴 / 次，35～45 分钟 / 穴，2～3 次 / 周。

②蕲艾炷无瘢痕灸：2～3 穴 / 次，5～7 壮 / 穴，2～3 次 / 周。

③蕲艾器具灸：2～3 穴 / 次，35～45 分钟 / 穴，2～3 次 / 周。

④蕲艾蒸汽灸：躯干及四肢部，35～45分钟/次，1～2次/周。

（6）湿热质

1）常用腧穴：曲池、阴陵泉、中脘、丰隆、大椎、涌泉、小肠俞、三阴交。

2）常用蕲艾保健灸疗法

①蕲艾条雀啄灸：2～3穴/次，35～45分钟/穴，2～3次/周。

②蕲艾炷无瘢痕灸：2～3穴/次，5～7壮/穴，2～3次/周。

③蕲艾炷隔蒜灸：2～3穴/次，5～7壮/穴，1～2次/周。

④蕲艾器具灸：2～3穴/次，35～45分钟/穴，2～3次/周。

⑤蕲艾蒸汽灸：双膝关节以下部位，35～45分钟/次，2～3次/周。

（7）血瘀质

1）常用腧穴：膻中、三阴交、血海、太冲、合谷、膈俞、肝俞、心俞。

2）常用蕲艾保健灸疗法

①蕲艾条雀啄灸：2～3穴/次，35～45分钟/穴，2～3次/周。

②蕲艾炷无瘢痕灸：2～3穴/次，5～7壮/穴，2～3次/周。

③蕲艾器具灸：2～3穴/次，35～45分钟/穴，2～3次/周。

④蕲艾蒸汽灸：躯干及四肢部，35～45分钟/穴，2～3次/周。

⑤蕲艾大灸：蕲艾督脉大灸，施灸部位为大椎至脊中段督脉、足太阳膀胱经第一侧线穴区，5～7壮/次，3～5次/月；蕲艾任脉大灸，施灸部位为膻中至中脘段任脉、足少阴肾经及足阳明胃经穴区，5～7壮/次，3～5次/月。

⑥蕲艾火灸：蕲艾督脉火灸，施灸部位为大椎至脊中段督脉、足太阳膀胱经第一侧线穴区，5～7壮/次，3～5次/月；蕲艾任脉火灸，施灸部位为膻中至中脘段任脉、足少阴肾经及足阳明胃经穴区，5～7壮/次，3～5次/月。

（8）气郁质

1）常用腧穴：期门、膻中、太冲、蠡沟、脾俞、肝俞、三焦俞、三阴交。

2）常用蕲艾保健灸疗法

①蕲艾条温和灸：2～3穴/次，35～45分钟/穴，2～3次/周。

②蕲艾炷无瘢痕灸：2～3穴/次，5～7壮/穴，2～3次/周。

③蕲艾器具灸：2～3穴/次，35～45分钟/穴，2～3次/周。

（9）特禀质

1）常用腧穴：中脘、神阙、足三里、关元、大椎、风门、脾俞、肾俞、命门。

2）常用蕲艾保健灸疗法

①蕲艾条温和灸：2～3穴/次，35～45分钟/穴，2～3次/周。

②蕲艾炷无瘢痕灸：2～3穴/次，5～7壮/穴，2～3次/周。

③神阙穴隔盐灸：5 ～ 7 壮 / 次，1 ～ 2 次 / 周。

④蕲艾炷隔附子饼灸：2 ～ 3 穴 / 次，5 ～ 7 壮 / 穴，2 ～ 3 次 / 周。

⑤蕲艾器具灸：2 ～ 3 穴 / 次，35 ～ 45 分钟 / 穴，2 ～ 3 次 / 周。

⑥蕲艾大灸：蕲艾督脉大灸，施灸部位为大椎至腰阳关段督脉、足太阳膀胱经第一侧线穴区，5 ～ 7 壮 / 次，3 ～ 5 次 / 月；蕲艾任脉大灸，施灸部位为膻中至关元段任脉、足少阴肾经及足阳明胃经穴区，5 ～ 7 壮 / 次，3 ～ 5 次 / 月。

⑦蕲艾火灸：蕲艾督脉火灸，施灸部位为大椎至腰阳关段督脉、足太阳膀胱经第一侧线穴区，5 ～ 7 壮 / 次，3 ～ 5 次 / 月；蕲艾任脉火灸，施灸部位为膻中至关元段任脉、足少阴肾经及足阳明胃经穴区，5 ～ 7 壮 / 次，3 ～ 5 次 / 月。

⑧蕲艾三伏灸：5 ～ 7 穴 / 次，于三伏天施灸，连续灸疗 3 ～ 5 年。

第2节 常用养生腧穴的蕲艾保健灸疗

自古以来，养生保健贵在顾护阳气，蕲艾秉纯阳之性，以之灸火熏灼腧穴，是温补阳气的不二选择，即所谓"保命之法，灼艾第一"。

今天所讲的养生保健灸疗古代医家称之为"逆灸"，是指无病施灸以增强体质及提高人体抗病能力和抗衰老能力。近些年来，国内外医学研究表明，灸疗能使脏腑功能活跃，促进新陈代谢，增强机体抗病能力并调节免疫功能，长期坚持养生保健灸疗可舒畅身心、充沛体力、祛病延年、抗衰驻颜。在我国很多地区至今仍流传着"若要安，三里常不干"等俗语，亦是强调保健灸疗是传统养生保健的重要方法。

一、足三里

1. 概述

足三里是足阳明胃经之合穴，为土经土穴，回阳九针穴和四总穴之一，是中老年人保健灸的名穴。足三里灸疗具有健脾胃、调气血、助运化、补虚弱、扶正培元、驱邪防病的功效。《中藏经》载"三里主五劳羸瘦，七伤虚寒空"，因"合治内腑"，故凡六腑之病皆可用之。足三里养生保健灸适合于各种人群。

2. 现代研究

足三里灸疗有以下作用。

（1）主治各种消化系统病证，如食欲不振、恶心呕吐、胃痛、腹痛、腹胀、腹泻、便秘、肝胆疾病等。

（2）防治各种慢性虚弱性病证，如贫血、眩晕、肢软无力、神经衰弱、产妇乳汁减少、久痢、遗尿、脱肛、子宫脱垂、内脏下垂等。

（3）提高免疫力，防治感冒、咳嗽、哮喘、肠炎等。

（4）预防中风。

（5）预防水土不服，消除旅途疲劳。

3. 常用蕲艾保健灸疗法

（1）蕲艾炷瘢痕灸：在足三里穴施行蕲艾炷瘢痕灸，又名蕲艾炷化脓灸，是古人常用保健方法。

（2）蕲艾条悬灸：35～45 分钟 / 次，7～10 次 / 月。

（3）蕲艾炷无瘢痕灸：7～9 壮 / 次，7～10 次 / 月。

（4）蕲艾炷隔姜灸：7～9 壮 / 次，7～10 次 / 月。

（5）蕲艾炷隔蒜灸：7～9 壮 / 次，7～10 次 / 月，适用于湿热体质。

（6）蕲艾炷隔附子饼灸：7～9 壮 / 次，7～10 次 / 月，适用于虚寒体质。

（7）蕲艾器具灸：35～45 分钟 / 次，7～10 次 / 月。

二、关元

1. 概述

关元是任脉经穴，小肠经募穴，是足三阴经与任脉交会穴，该穴具有温肾固精、补气回阳、通调冲任和理气血等功效，为老年保健之要穴。关元灸疗可壮一身之元气，元气充足，则虚损可复。尤其是老年人阳气虚衰、真元虚惫者，宜多灸之。

2. 现代研究

关元灸疗有以下作用。

（1）治疗泌尿生殖系统病证，如小儿遗尿，老人夜间尿频、白天小便失控，男子遗精、阳痿，女子月经不调、痛经、闭经、产后血虚腹痛等。

（2）治疗中老年人肾虚咳喘、动则气喘、少气不足以息等。

（3）治疗慢性肠炎、结肠炎等。

（4）治疗慢性腰肌劳损引起的肾虚腰痛。

（5）关元灸疗有升高血压、回阳固脱的急救作用。

3. 常用蕲艾保健灸疗法

（1）蕲艾条温和灸：35～45 分钟 / 次，7～10 次 / 月。

（2）蕲艾炷隔附子饼灸：7～9 壮 / 次，7～10 次 / 月。

（3）蕲艾炷无瘢痕灸：7～9 壮 / 次，7～10 次 / 月。

（4）蕲艾器具灸：35～45 分钟 / 次，7～10 次 / 月。

三、神阙

1. 概述

神阙又名脐中，属任脉，为保健要穴，为历代养生家所推崇，亦是医圣李时珍治病灸疾常用腧穴之一。神阙灸疗具有复苏固脱、温补元阳、健运脾胃、延年益寿等功效。老年人阳气不足、真元虚惫者尤宜灸之。

2. 现代研究

神阙灸疗有以下作用。

（1）治疗虚寒性胃肠道疾病，如腹胀、腹痛、腹泻、消化不良、便秘、脱肛等。

（2）治疗呼吸系统疾病，如慢性咳嗽、哮喘等。

（3）治疗泌尿生殖系统疾病，如小便失禁、小便不利、尿潴留、水肿等。

（4）治疗疝气、月经不调、痛经、功能性子宫出血、产后出血不止等。

（5）治疗其他病证，如潮热盗汗、四肢发凉、怕冷等。

（6）救治低血糖、低血压、休克、晕厥、不省人事等。

（7）强身健体，延年益寿。

3. 常用蕲艾保健灸疗法

（1）蕲艾条温和灸：35～45分钟/次，7～10次/月。

（2）蕲艾炷隔盐灸：7～9壮/次，7～10次/月。

（3）蕲艾炷隔附子饼灸：7～9壮/次，7～10次/月。

（4）蕲艾炼脐灸：药物配方，生五灵脂24 g、生青皮10 g、乳香3 g、没药3 g、夜明砂6 g、木通9 g、干葱头9 g、麝香少许，共研末。施灸时，面粉水调制成中空圆饼置于脐上，将上述药粉6 g放在脐内，另将槐树皮剪成圆币形，盖住药末，在药末之上置大蕲艾炷施灸，一岁一壮，灸一壮换一次药末，1～2次/月。这种方法适用于体质虚弱者，灸之可强健脾胃，提高抗病能力。

（5）蕲艾器具灸：35～45分钟/次，7～10次/月。

四、风门

1. 概述

风门属足太阳膀胱经，与督脉交会，又称"热腑"。顾名思义，该穴是风邪出入之门户，具有宣肺解表、疏散风邪、调理气机等功效。该穴灸疗可治一切风证，能预防和治疗感冒、中风等。素体气虚易患感冒及过敏体质者，可常灸风门。呼吸道传染病流行期间可重灸该穴，有较好的防疫作用。

2. 现代研究

风门灸疗有以下作用。

（1）治疗呼吸系统病证，如感冒、发烧、头痛、项强、咳嗽、胸痛、咳血、气喘、各种热病等。

（2）治疗其他病证，如风湿性疼痛之"风痹"、皮肤瘙痒、荨麻疹等。

3. 常用蕲艾保健灸疗法

（1）蕲艾条温和灸：35～45 分钟 / 次，常灸可预防高血压、中风等。

（2）蕲艾炷隔姜灸：在流感传播期间，于该穴施行隔姜灸，7～9 壮 / 穴，2～3 次 / 周，可预防流感。

（3）蕲艾炷无瘢痕灸：7～9 壮 / 次，7～10 次 / 月。

（4）蕲艾器具灸：35～45 分钟 / 次，7～10 次 / 月，适用于表虚不固、易患感冒的人群。

（5）蕲艾三伏灸：于每年头伏、二伏、三伏日用蕲艾三伏灸贴敷贴风门穴，可调理荨麻疹、过敏性哮喘等疾病。

五、大椎

1. 概述

大椎又名百劳，督脉经穴，为手足三阳经与督脉之会，有振奋一身阳气的作用，为保健要穴。大椎灸疗有解表通阳、疏风散寒、清脑宁神、振奋一身阳气等作用。

2. 现代研究

大椎灸疗有以下作用。

（1）治疗局部疼痛及颈肩腰腿痛系列病证，如头项强痛、落枕、颈椎病、肩背疼痛、肩周炎、上肢疼痛或麻木、腰扭伤、腰椎病及下肢放射痛等。

（2）治疗呼吸系统病证，如伤风、感冒、高烧、咳嗽、气喘、扁桃体炎、咽喉痛等。

（3）治疗神志病证，如癫症、狂症、痫症、癔症、抑郁症、小儿惊风、肢体抽搐、角弓反张等。

（4）治疗慢性虚弱性病证，如五劳七伤、虚损劳力、自汗、盗汗、肢体发凉、怕冷、麻木、瘫软无力、慢性腰肌劳损、一身尽痛等。

（5）治疗其他病证，如中暑、痤疮、疔疮、荨麻疹、带状疱疹后遗痛、高血压、目赤肿痛、输液反应、白细胞减少症等。

3. 常用蕲艾保健灸疗法

（1）蕲艾条温和灸：35～45 分钟 / 次，7～10 次 / 月。

（2）蕲艾炷无瘢痕灸：7～9 壮 / 次，7～10 次 / 月。

（3）蕲艾炷隔姜灸：7～9 壮 / 次，可预防流感，流感传播期间可日灸 1～2 次。

（4）蕲艾器具灸：35～45 分钟 / 次，7～10 次 / 月。

（5）蕲艾三伏灸：于每年三伏天施灸，连续 3 年，可增强体质，调节机体免疫功能，预防高血压及中风等。

六、身柱

1. 概述

身柱为督脉经穴，是小儿强身保健要穴。身柱灸疗有通阳气、祛风退热、清心宁志、降逆止呕等功效。

2. 现代研究

身柱灸疗有以下作用。

（1）治疗呼吸系统病证，如伤风、感冒、咳嗽、百日咳、肺炎、肺结核、哮喘、儿童反复呼吸道感染、胸背疼痛。

（2）治疗神志病证，如心慌、失眠、抑郁症、小儿夜啼、惊风、肢体抽搐、角弓反张。

（3）治疗其他病证，如小儿缺钙、发育不良、身形矮小、吐乳、泻痢、疳积、脱肛、遗尿等。

3. 常用蕲艾保健灸疗法

（1）蕲艾条温和灸：成人35～45分钟/次，小儿20～25分钟/次，7～10次/月。

（2）蕲艾炷麦粒灸：成人15～25壮/次，小儿7～9壮/次，7～10次/月。

（3）蕲艾炷隔姜灸：成人7～9壮/次，小儿3～5壮/次，7～10次/月。

（4）蕲艾三伏灸：于每年三伏天施灸，连续3年，可增强体质，调节机体免疫功能。

（5）蕲艾器具灸：成人35～45分钟/次，小儿20～25分钟/次，7～10次/月。

七、肾俞

1. 概述

肾俞为足太阳膀胱经穴，为肾之背腧穴，是全身要穴之一。肾俞灸疗有滋养肝肾、补肾壮阳、聪耳明目、利水通淋等功效。

2. 现代研究

肾俞灸疗有以下作用。

（1）治疗泌尿生殖系统病证，如遗尿或夜尿多、尿失禁，男子遗精、阳痿、早泄、不育，女子月经不调、月经清稀、肾虚痛经、闭经、白带偏多、性冷淡、宫寒不孕等。

（2）治疗肾虚腰痛，尤其是肾阳虚腰痛、下肢痿软无力、四肢怕冷发凉。

（3）强身健体，延年益寿。

3. 常用蕲艾保健灸疗法

（1）蕲艾条温和灸：35～45分钟/次，7～10次/月。

（2）蕲艾炷无瘢痕灸：7～9 壮 / 次，7～10 次 / 月。

（3）蕲艾炷隔附子饼灸：7～9 壮 / 次，7～10 次 / 月。

（4）蕲艾器具灸：35～45 分钟 / 次，7～10 次 / 月。

八、命门

1. 概述

命门为督脉经穴，俗称"生命之门"，是全身要穴之一。命门灸疗可温补肾阳、壮命门真火，具有强健腰膝、治疗下肢痿痹等作用。

2. 现代研究

命门灸疗有以下作用。

（1）治疗泌尿、生殖系统病证，如遗尿、尿闭、小便频数、小便小利、肾炎、水肿、肾结石、泌尿系统绞痛、尿血、肾下垂、遗精、阳痿、月经不调、痛经、带下、不孕、性功能障碍、前列腺病等。

（2）治疗头面、五官病证，如头晕、目眩、近视、夜盲、视物昏花、耳鸣、听力下降、虚火牙痛、咽干喉燥、嘶哑、失音等。

（3）治疗各种腰痛，尤其是肾阳虚腰痛、腰酸等。

（4）治疗肾经经脉循行所经过部位的病变，如下肢内侧后缘红肿、疼痛、抽搐、萎软无力、麻木、瘫痪、肌肉萎缩等。

（5）治疗其他病证，如面瘫、听力下降、神经衰弱、失眠、健忘、肾虚咳喘、五更泄泻、糖尿病、腰肌劳损、骨病、颈椎病、腰椎间盘突出症、腰骶疼痛、腰膝酸软、小儿脑瘫等。

3. 常用蕲艾保健灸疗法

（1）蕲艾条温和灸：35～45 分钟 / 次，7～10 次 / 月。

（2）蕲艾炷无瘢痕灸：7～9 壮 / 次，7～10 次 / 月。

（3）蕲艾炷隔附子饼灸：7～9 壮 / 次，7～10 次 / 月。

（4）蕲艾器具灸：35～45 分钟 / 次，7～10 次 / 月。

九、中脘

1. 概述

中脘为任脉经穴，别名太仓、胃脘，为胃之募穴，是手太阳、少阳、足阳明、任脉之会，八会穴之腑会。中脘灸疗有健脾和胃、升清降浊、温中散寒、行气导滞等功效，是"后天之本"脾胃的保健要穴。

2. 现代研究

中脘灸疗有以下作用。

（1）治疗消化系统病证，如食欲不振、胃痛、反酸、恶心或呕吐、胃溃疡、胃下垂、消化不良、腹胀、肠鸣、泄泻、痢疾、便秘、阑尾炎、肠梗阻、便血及各种肝胆疾病。

（2）治疗呼吸、神经系统疾病，如咳嗽、哮喘、痰多，失眠、抑郁等。

（3）治疗其他病证，如头痛、高血压、高血脂、白细胞减少症、荨麻疹、单纯型肥胖，对子宫脱垂、子宫异位等也有一定的治疗作用。

3. 常用蕲艾保健灸疗法

（1）蕲艾条温和灸：35～45分钟/次，7～10次/月。

（2）蕲艾炷无瘢痕灸：7～9壮/次，7～10次/月。

（3）蕲艾炷隔姜灸：7～9壮/次，7～10次/月，适用于寒邪客胃证。

（4）蕲艾炷隔附子饼灸：7～9壮/次，7～10次/月，适用于脾胃虚寒证。

（5）蕲艾炷隔蒜灸：7～9壮/次，7～10次/月，适用于胃火炽盛证。

（6）蕲艾器具灸：35～45分钟/次，7～10次/月。

十、三阴交

1. 概述

三阴交为足太阴脾经经穴，为足太阴、厥阴、少阴之会，可调理肝脾肾三脏的疾病。三阴交灸疗具有健脾胃、补肝肾、调气血、增强生殖力等作用，是青壮年男女常用生殖保健要穴。

2. 现代研究

三阴交灸疗有以下作用。

（1）治疗消化系统病证，如脾胃虚弱、不思饮食、消化不良、恶心呕吐、腹胀、腹痛、肠鸣、泄泻、痢疾、黄疸等。

（2）治疗泌尿系统疾病，如小便频数、遗尿、小便失禁、小便不利、尿闭、水肿等。

（3）治疗生殖系统、内分泌系统疾病，如男子遗精、阳痿、早泄、不育、阴茎痛、疝气，女子月经不调、痛经、闭经、崩漏、赤白带下、子宫脱垂、产后血晕、恶露不行或不止、产后腹痛、难产、胞衣不下、不孕症等。

（4）治疗神志疾病，如失眠、抑郁、痴呆等。

（5）治疗其他疾病，如对血压、血糖有双向调节作用，既能用于高血压、高血糖，也能用于低血压、低血糖。

（6）保健强身，延年益寿。

3. 常用蕲艾保健灸疗法

（1）蕲艾条温和灸：35 ～ 45 分钟 / 次，7 ～ 10 次 / 月。

（2）蕲艾炷无瘢痕灸：7 ～ 9 壮 / 次，7 ～ 10 次 / 月。

（3）蕲艾炷隔姜灸：7 ～ 9 壮 / 次，7 ～ 10 次 / 月。

（4）蕲艾炷隔蒜灸：7 ～ 9 壮 / 次，7 ～ 10 次 / 月，主要用于湿热证。

（5）蕲艾器具灸：35 ～ 45 分钟 / 次，7 ～ 10 次 / 月。

十一、涌泉

1. 概述

涌泉别名地冲，为足少阴肾经井穴，是老年保健要穴。涌泉灸疗有宁神开窍、补肾益精、滋阴降火、平肝潜阳等作用。李时珍擅用该穴引热毒及虚火下行，是上病下治之首选穴位。

2. 现代研究

涌泉灸疗有以下作用。

（1）治疗本经所过的足底局部病证，如足心热、足心出汗、足跟痛、足跖疼痛等。

（2）治疗泌尿、生殖系统病证，如遗尿、二便不利、尿潴留、肾结石等。

（3）治疗头面、五官病证，如阴虚阳亢、虚火上炎所致头顶痛、头晕目眩、腮腺炎、视物昏花、眼干涩、耳鸣、鼻出血、口疮、口角流涎、肾虚牙痛、舌强不语、咽炎、咽干喉燥、声音嘶哑等。

（4）治疗神志病证，如失眠、神经衰弱、记忆力下降、中暑及救治中风、昏迷、小儿惊风等。

（5）治疗其他病证，如感冒、体虚咳喘、支气管哮喘、肺炎、咯血、呃逆、产后乳少、乳腺炎等。

3. 常用蕲艾保健灸疗法

（1）蕲艾条温和灸：35 ～ 45 分钟 / 次，7 ～ 10 次 / 月。

（2）蕲艾炷麦粒灸：15 ～ 25 壮 / 次，5 ～ 7 次 / 月。

（3）蕲艾炷无瘢痕灸：7 ～ 9 壮 / 次，7 ～ 10 次 / 月。

（4）蕲艾炷隔附子饼灸：7 ～ 9 壮 / 次，7 ～ 10 次 / 月。

（5）蕲艾炷隔蒜灸：5 ～ 7 壮 / 次，7 ～ 10 次 / 月，多用于湿热证、热毒证、肝阳上亢证及虚火上炎证。

（6）蕲艾器具灸：35 ～ 45 分钟 / 次，7 ～ 10 次 / 月。

十二、百会

1. 概述

百会穴为督脉经穴，别名天满、巅上，为督脉与足厥阴肝经、足太阳膀胱经、手少阳三焦经、足少阳胆经的交会穴，故又名"三阳五会"。百会灸疗有升阳固脱、提升阳气等功效，是全身保健要穴。

2. 现代研究

百会灸疗有以下作用。

（1）治疗头面、五官病证，如头痛（头顶痛、全头痛）、眩晕（包括高血压、低血压、贫血、低血糖）、白发、脱发、目赤肿痛不能视物、耳鸣、脑鸣、耳闭塞、鼻塞、流涕、鼻窦炎、鼻出血等。

（2）治疗神志病证，如失眠、惊悸、健忘、昏厥、休克、中风失语、口噤不开、肢体抽搐、竞技紧张综合征等。

（3）用于治疗因脾胃之气（中气）不足导致的内脏功能低下或组织下垂，如胃下垂、肝下垂、肾下垂、子宫下垂、脱肛、久痢、遗尿、遗精、月经过多、功能性子宫出血等。

3. 常用蕲艾保健灸疗法

（1）蕲艾条温和灸：25～35分钟/次，7～10次/月。

（2）蕲艾炷隔姜灸：5～7壮/次，7～10次/月

（3）蕲艾器具灸：25～35分钟/次，7～10次/月。

第 3 节　常用蕲艾功能保健灸疗

一、健脾益胃灸

1. 概述

脏腑之中脾胃属土，为后天之本，大凡养生之人必重视调养脾胃。蕲艾灸疗能健脾益胃、调节胃肠功能、促进营养物质的消化和吸收，从而起到养生保健作用，该法适合所有年龄阶段的人群。

2. 灸疗腧穴及疗法

（1）常用腧穴：脾俞、中脘、足三里、胃俞、章门、天枢。

（2）常用蕲艾保健灸疗法

1）蕲艾条温和灸：2～3 穴 / 次，35～45 分钟 / 穴，1～2 次 / 周。

2）蕲艾炷无瘢痕灸：2～3 穴 / 次，7～9 壮 / 穴，1～2 次 / 周。

3）蕲艾炷隔姜灸：2～3 穴 / 次，7～9 壮 / 穴，1～2 次 / 周，适用于中焦寒湿证。

4）蕲艾炷隔蒜灸：2～3 穴 / 次，7～9 壮 / 穴，1～2 次 / 周，适用于中焦湿热证。

5）蕲艾炷隔附子饼灸：2～3 穴 / 次，7～9 壮 / 穴，1～2 次 / 周，适用于脾胃虚寒证。

6）蕲艾大灸：施灸部位为巨阙至神阙段任脉、足少阴肾经、足阳明胃经腧穴区，5～7 壮 / 次，2～3 次 / 月。

7）蕲艾火灸：施灸部位为巨阙至神阙段任脉、足少阴肾经、足阳明胃经腧穴区，5～7 壮 / 次，2～3 次 / 月。

8）蕲艾器具灸：2～3 穴 / 次，35～45 分钟 / 穴，1～2 次 / 周。

二、益气固表灸

1. 概述

中医认为易患感冒、流感、咳嗽、气喘等呼吸系统疾病，大多是因肺气不足，卫外不固，机体抵御外邪的能力下降所致。古代医家认为"感冒乃万病之基"。蕲艾灸疗通过灸火的温热刺激和蕲艾的药理作用，从而激发经气、增强机体抵御外邪的能力，进而达到益气固表，预防流感等呼吸道疾病的目的。

2. 灸疗腧穴及疗法

（1）常用腧穴：风门、肺俞、大椎、风池、足三里、中脘、气海。

（2）常用蕲艾保健灸疗法

1）蕲艾条温和灸：2～3穴/次，35～45分钟/穴，1～2次/周。

2）蕲艾炷无瘢痕灸：2～3穴/次，7～9壮/穴，1～2次/周。

3）蕲艾三伏灸：可于每年三伏天选用蕲艾精油、葱汁、白芥子及细辛等敷贴风门、大椎、肺俞、脾俞等穴，3～5穴/次，连续施灸3年。

4）蕲艾大灸：施灸部位为大椎至命门段督脉、足太阳膀胱经第一侧线腧穴区，5～7壮/次，2～3次/月，流感等呼吸道传染病传播期间可2次/周。

5）蕲春火灸：施灸部位为大椎至命门段督脉、足太阳膀胱经第一侧线腧穴区，5～7壮/次，2～3次/月，流感等呼吸道传染病传播期间可2次/周。

6）蕲艾炷隔姜灸：流感等呼吸道传染病传播期间，2～3穴/次，7～9壮/穴，2～3次/周。

7）蕲艾器具灸：2～3穴/次，35～45分钟/穴，1～2次/周。

8）蕲艾烟熏灸：流感等呼吸道传染病传播期间，2～3次/周。

9）蕲艾蒸汽灸：流感等呼吸道传染病传播期间，2～3次/周。

三、养心安神灸

1. 概述

蕲艾灸疗能补气益精、活血通脉、镇静安神，使人血脉充盈、气血调和，可预防和调理心系疾病。

2. 灸疗腧穴及疗法

（1）常用腧穴：内关、心俞、神门、巨阙、膻中、百会、印堂。

（2）常用蕲艾保健灸疗法

1）蕲艾条温和灸：2～3穴/次，35～45分钟/穴，1～2次/周。

2）蕲艾炷无瘢痕灸：2～3穴/次，7～9壮/穴，1～2次/周。

3）蕲艾器具灸：2～3穴/次，35～45分钟/穴，1～2次/周。

4）蕲艾三伏灸：可于每年三伏天选用蕲艾精油、葱汁、白芥子及细辛等敷贴，3～5 穴 / 次，连续施灸 3 年。

四、健脑益智灸

1. 概述

中医理论中与智力有关系的是神、志、思、意、智等精神意识与思维方面的概念，它们皆为五脏所主，故传统益智保健方法非常注重脏腑功能的调养，尤以心、脾、肾三脏最为关键。蕲艾灸疗具有疏通经络气血、增强大脑血流量、调节脑神经功能、消除疲劳、振奋精神等作用。

2. 灸疗腧穴及疗法

（1）常用腧穴：百会、印堂、大椎、神阙、心俞、脾俞、志室。

（2）常用蕲艾保健灸疗法

1）蕲艾条温和灸：2～3 穴 / 次，35～45 分钟 / 穴，1～2 次 / 周。

2）蕲艾炷无瘢痕灸：2～3 穴 / 次，7～9 壮 / 穴，1～2 次 / 周。

3）蕲艾炷隔姜灸：2～3 穴 / 次，7～9 壮 / 穴，1～2 次 / 周。

4）蕲艾器具灸：2～3 穴 / 次，35～45 分钟 / 穴，1～2 次 / 周。

5）蕲艾三伏灸：可于每年三伏天选用蕲艾精油、葱汁、白芥子及细辛等敷贴，3～5 穴 / 次，连续施灸 3 年。

五、壮肾强身灸

1. 概述

肾为先天之本，肾中精气是产生肾阴和肾阳的物质基础，肾阴和肾阳对全身脏腑器官起滋养和温煦作用，所以补肾对养生保健十分重要。中医提出了肾虚是早衰的基本病理基础，故而预防早衰，壮肾至为关键。蕲艾灸疗重在温补肾精肾气，有培补元气、补养气血、平衡阴阳、调节内分泌等作用。对人体的消化、吸收、心血管、内分泌等多个系统均有调节作用。

2. 灸疗腧穴及疗法

（1）常用腧穴：肾俞、命门、太溪、关元、神阙、涌泉、三阴交、膏肓、关元俞、气海俞。

（2）常用蕲艾保健灸疗法

1）蕲艾条温和灸：2～3 穴 / 次，35～45 分钟 / 穴，1～2 次 / 周。

2）蕲艾炷无瘢痕灸：2～3 穴 / 次，7～9 壮 / 穴，1～2 次 / 周。

3）神阙穴隔盐灸：7～9壮/次，1～2次/周。

4）蕲艾炷隔附子饼灸：2～3穴/次，7～9壮/穴，1～2次/周。

5）蕲艾督脉大灸：施灸部位为大椎至命门段督脉、足太阳膀胱经第一侧线腧穴区，5～7壮/次，2～3次/月。

6）蕲艾督脉火灸：施灸部位为大椎至命门段督脉、足太阳膀胱经第一侧线腧穴区，5～7壮/次，2～3次/月。

7）蕲艾器具灸：2～3穴/次，35～45分钟/穴，1～2次/周。

六、护眼明目灸

1. 概述

"肝开窍于目"，肝的经脉与目相联系，肝经精血充沛与否与眼睛的视觉功能密切关联。并且，中医认为五脏六腑之精气皆通过经络上注于目，保持经络通畅对眼睛保健亦十分重要。蕲艾灸疗可温阳、益气、养血并能疏通经络，是护眼明目的重要方法之一。

2. 灸疗腧穴及疗法

（1）常用腧穴：印堂、睛明、光明、肝俞、期门、阳白、四白、中脘。

（2）常用蕲艾保健灸疗法

1）蕲艾条温和灸：2～3穴/次，35～45分钟/穴，1～2次/周。

2）蕲艾炷无瘢痕灸：2～3穴/次，7～9壮/穴，1～2次/周。

3）蕲艾器具灸：2～3穴/次，35～45分钟/穴，1～2次/周。

一般情况下，面部腧穴多施行蕲艾条温和灸。

第4节　常见疾病的蕲艾保健灸疗

一、内科疾病

1.感冒

（1）基本概念

感冒是指感受触冒风邪，导致邪犯肺卫、卫表不和的常见外感疾病，临床表现以鼻塞、流涕、喷嚏、咳嗽、头痛、恶寒、发热、全身不适、脉浮为特征。病情轻者多为感受当令之气，称为伤风、冒风、冒寒；病情重者多为感受非时之邪，称为重伤风；在一个时期内广为流行、证候相类似者，称为时行感冒。本病相当于西医学中的急性上呼吸道感染。

（2）病因病机：外感六淫，风为主因；时行疫毒伤人；邪犯肺卫，卫表不和。

（3）主要表现：四季可发，以春冬季为多；恶寒发热，头痛，鼻塞、流涕，全身酸楚，咳嗽。

（4）灸疗腧穴及疗法

1）常用腧穴：风池、风门、肺俞、列缺、合谷。

2）常用蕲艾保健灸疗法

①蕲艾条温和灸：2～3穴/次，45～60分钟/穴，1～2次/日。

②蕲艾炷无瘢痕灸：2～3穴/次，7～9壮/穴，1～2次/日。

③蕲艾炷隔姜灸：2～3穴/次，7～9壮/穴，1～2次/日。

④蕲艾器具灸：2～3穴/次，45～60分钟/穴，1～2次/日。

⑤蕲艾督脉大灸：施灸部位为大椎至身柱段督脉、足太阳膀胱经第一侧线穴区，5～7壮/次，2～3次/周。

⑥蕲艾督脉火灸：施灸部位为大椎至身柱段督脉、足太阳膀胱经第一侧线穴区，5～7壮/次，2～3次/周。

⑦蕲艾蒸汽灸：躯干及四肢部，35～45分钟/次，1次/日。

⑧蕲艾烟熏灸：流感期间，公共空间及居室施行蕲艾烟熏灸，45～60分钟／次，1～2次／日。

2. 咳嗽

（1）基本概念

咳嗽是指肺失宣降，肺气上逆作声，咳吐痰液而言，为肺系疾病的主要证候之一。分而言之，有声无痰为咳，有痰无声为嗽，一般多为痰声并见，难以截然分开，故以咳嗽并称。本病相当于西医学中的急慢性支气管炎、部分支气管扩张症、慢性咽炎等。

（2）病因病机：外感六淫，内邪干肺；邪犯肺卫，肺气上逆。

（3）主要表现：咳嗽，咳痰；外感咳嗽，起病急，病程短，常伴肺卫表证；内伤咳嗽，常反复发作，病程长，多挟其他兼证。

（4）灸疗腧穴及疗法

1）常用腧穴：肺俞、脾俞、膻中、合谷、尺泽、风门、中府。

2）常用蕲艾保健灸疗法

①蕲艾条温和灸：2～3穴／次，45～60分钟／穴，1～2次／日。

②蕲艾炷无瘢痕灸：2～3穴／次，7～9壮／穴，1～2次／日。

③蕲艾炷隔姜灸：2～3穴／次，7～9壮／穴，1～2次／日。

④蕲艾器具灸：2～3穴／次，45～60分钟／穴，1～2次／日。

⑤蕲艾大灸：施灸部位为大椎至脊中段督脉、足太阳膀胱经第一侧线穴区，5～7壮／次，2～3次／周；施灸部位为膻中至中脘段任脉、足少阴肾经及足阳明胃经穴区，5～7壮／次，2～3次／周。

⑥蕲艾火灸：施灸部位为大椎至脊中段督脉、足太阳膀胱经第一侧线穴区，5～7壮／次，2～3次／周；施灸部位为膻中至中脘段任脉、足少阴肾经及足阳明胃经穴区，5～7壮／次，2～3次／周。

⑦蕲艾三伏灸：适用于反复发作的内伤咳嗽及卫表不固的外感咳嗽。可于每年三伏天选用蕲艾精油、葱汁、白芥子及细辛等敷贴，3～5穴／次，连续施灸3年。

⑧蕲艾蒸汽灸：双膝关节以下部位，35～45分钟／次，1次／日。

3. 哮喘

（1）基本概念

哮证是指一种发作性的痰鸣气喘疾患，发作时喉中有哮鸣声。喘证是指以呼吸困难，甚至张口抬肩，鼻翼扇动，不能平卧为特征的病证。二者难以截然分开，故合称哮喘。本病相当于西医学中的喘息性支气管炎、支气管哮喘等。

（2）病因病机：外邪侵袭，饮食不当，情志所伤，久病体虚；痰壅气道，肺失宣肃，肺气上逆。

（3）主要表现

1）哮证：呼吸气促困难，重者喘息不能平卧，发音时喉中有哮鸣音。

2）喘证：喘促气短，呼吸困难；重者张口抬肩，鼻翼扇动，不能平卧；口唇发绀。

（4）灸疗腧穴及疗法

1）常用腧穴：膻中、肺俞、脾俞、肾俞、膏肓、定喘、尺泽、中府。

2）常用蕲艾保健灸疗法

①蕲艾条温和灸：2～3穴/次，45～60分钟/穴，1～2次/日。

②蕲艾炷无瘢痕灸：2～3穴/次，7～9壮/穴，1～2次/日。

③蕲艾炷隔姜灸：2～3穴/次，7～9壮/穴，1～2次/日。

④蕲艾炷隔附子饼灸：2～3穴/次，7～9壮/穴，1～2次/日。

⑤蕲艾器具灸：2～3穴/次，45～60分钟/穴，1～2次/日。

⑥蕲艾大灸：施灸部位为大椎至命门段督脉、足太阳膀胱经第一侧线穴区，5～7壮/次，2～3次/周；施灸部位为膻中至关元段任脉、足少阴肾经及足阳明胃经穴区，5～7壮/次，2～3次/周。

⑦蕲艾火灸：施灸部位为大椎至命门段督脉、足太阳膀胱经第一侧线穴区，5～7壮/次，2～3次/周；施灸部位为膻中至关元段任脉、足少阴肾经及足阳明胃经穴区，5～7壮/次，2～3次/周。

⑧蕲艾三伏灸：可于每年三伏天选用蕲艾精油、葱汁、白芥子及细辛等敷贴，3～5穴/次，连续施灸3年。

4. 呕吐

（1）基本概念

呕吐是指胃失和降，气逆于上，迫使胃内容物从口而出的一种病证。古代文献将呕与吐进行了区分：有物有声谓之呕，有物无声谓之吐，无物有声谓之干呕。临床呕吐常多兼见，难以截然分开，故统称为"呕吐"。本病相当于西医学中的急慢性胃炎、幽门梗阻等。

（2）病因病机：外邪犯胃，饮食不节，情志失调，脾胃虚弱；胃失和降，胃气上逆。

（3）主要表现：呕吐宿食、痰涎、水液或黄绿色液体，或干呕无物，一日数次或数日一次不等，持续或反复发作；常伴有恶心、纳呆、反酸、胸脘痞闷等症状。

（4）灸疗腧穴及疗法

1）常用腧穴：脾俞、中脘、足三里、太冲、内关、膈俞、胃俞。

2）常用蕲艾保健灸疗法

①蕲艾条温和灸：2～3穴/次，45～60分钟/穴，1～2次/日。

②蕲艾炷无瘢痕灸：2～3穴/次，7～9壮/穴，1～2次/日。

③蕲艾炷隔姜灸：2～3穴/次，7～9壮/穴，1～2次/日。

④蕲艾炷隔附子饼灸：2～3穴/次，7～9壮/穴，1～2次/日，主要用于虚寒性呕吐。

⑤蕲艾器具灸：2～3穴/次，45～60分钟/穴，1～2次/日。

5. 胃痛

（1）基本概念

胃痛是指以上腹胃脘部近心窝处发生疼痛为主要表现的病证，也称"胃脘痛"。本病相当于西医中的十二指肠溃疡、急慢性胃炎、功能性消化不良等。

（2）病因病机：外邪犯胃，饮食不节，情志失调，脾胃虚弱，药物损害；胃气郁滞，失于和降，不通则痛。

（3）主要表现：胃脘部疼痛，伴脘腹痞闷胀满、恶心呕吐、吞酸、食纳减少等；以中青年居多，多有反复发作病史；发病前常有明显诱因，如饮食失调、情志刺激、劳倦过度及受寒等。

（4）灸疗腧穴及疗法

1）常用腧穴：中脘、脾俞、胃俞、梁门、足三里、梁丘、公孙、内关。

2）常用蕲艾保健灸疗法

①蕲艾条温和灸：2～3穴/次，45～60分钟/穴，1～2次/日。

②蕲艾炷无瘢痕灸：2～3穴/次，7～9壮/穴，1～2次/日。

③蕲艾炷隔姜灸：2～3穴/次，7～9壮/穴，1～2次/日，适用于寒邪客胃之胃痛。

④蕲艾炷隔蒜灸：2～3穴/次，7～9壮/穴，1～2次/日，适用于湿热中阻之胃痛。

⑤蕲艾炷隔附子饼灸：2～3穴/次，7～9壮/穴，1～2次/日，适用于脾胃虚寒之胃痛。

⑥蕲艾器具灸：2～3穴/次，45～60分钟/穴，1～2次/日。

6. 胃缓（胃下垂）

（1）基本概念

胃缓是指由于长期饮食失节、七情内伤或劳倦过度，导致中气下陷、升降失调，出现脘腹胀满、嗳气不舒、胃脘疼痛、辘辘有声等以脾胃虚弱为特点的病证。本病相当于西医学中的胃下垂。

（2）病因病机：饮食失节，七情内伤，劳累过度，脾虚气陷。

（3）主要表现：脘腹部坠胀作痛，形体消瘦，常有恶心、呕吐，倦怠乏力。

（4）灸疗腧穴及疗法

1）常用腧穴：百会、中脘、梁门、神阙、气海、足三里、脾俞、胃俞。

2）常用蕲艾保健灸疗法

①蕲艾条温和灸：2～3穴/次，45～60分钟/穴，1～2次/日。

②蕲艾炷无瘢痕灸：2～3穴/次，7～9壮/穴，1～2次/日。

③蕲艾炷隔附子饼灸：2～3穴/次，7～9壮/穴，1～2次/日。

④神阙穴蕲艾炷隔盐灸：7～9壮/次，1～2次/日。

⑤蕲艾器具灸：2～3穴/次，45～60分钟/穴，1～2次/日。

7. 泄泻

（1）基本概念

泄泻是指以排便次数增多、粪便稀溏甚则泻出如水样为主要表现的病证。泄者，泄漏之意，指大便稀溏，时作时止，病势较缓；泻者，倾泻之意，指大便如水倾注而直下，病势较急。泄泻是一种常见的脾胃肠病证，相当于西医学中的急慢性肠炎、胃肠功能紊乱等。

（2）病因病机：感受外邪，饮食所伤，情志失调，劳倦伤脾，久病年老；脾病湿盛，脾胃运化功能失调，肠道分清泌浊、传导功能失司。

（3）主要表现：大便次数增多，粪质清稀甚至如水样，或次数不多、粪质清稀，或泻下完谷不化。

（4）灸疗腧穴及疗法

1）常用腧穴：中脘、天枢、神阙、大肠俞、脾俞、肾俞、足三里、下巨虚。

2）常用蕲艾保健灸疗法

①蕲艾条温和灸：2～3穴/次，45～60分钟/穴，1～2次/日。

②蕲艾炷无瘢痕灸：2～3穴/次，7～9壮/穴，1～2次/日。

③蕲艾炷隔姜灸：2～3穴/次，7～9壮/穴，1～2次/日，适用于寒湿泄泻。

④蕲艾炷隔蒜灸：2～3穴/次，7～9壮/穴，1～2次/日，适用于湿热泄泻。

⑤蕲艾炷隔附子饼灸：2～3穴/次，7～9壮/穴，1～2次/日，适用于脾胃虚弱及肾阳虚衰之泄泻。

⑥神阙穴蕲艾炷隔盐灸：7～9壮/次，1～2次/日。

⑦蕲艾器具灸：2～3穴/次，45～60分钟/穴，1～2次/日。

⑧蕲艾内灸：2～3次/日，适用于寒湿及食滞所致之泄泻。

8. 便秘

（1）基本概念

便秘是指由于大肠传导失常，导致大便秘结、排便周期延长，或周期不长但粪质干结、排出艰难，或粪质不硬，虽频有便意但排便不畅的病证。本病相当于西医学中的功能性便秘、肠道激惹综合征引起的便秘等。

（2）病因病机：饮食不节，情志失调，感受外邪，年老体衰，肠道传导失常。

（3）主要表现：排便次数减少，每周少于3次；排便周期不长，但粪质干结，排出艰难；粪质不硬，虽频有便意，但排便不畅。

（4）灸疗腧穴及疗法

1）常用腧穴：天枢、神阙、大肠俞、足三里、上巨虚。

2）常用蕲艾保健灸疗法

①蕲艾条温和灸：2～3穴/次，45～60分钟/穴，1～2次/日。

②蕲艾炷无瘢痕灸：2～3穴/次，7～9壮/穴，1～2次/日。

③蕲艾炷隔姜灸：2～3穴/次，7～9壮/穴，1～2次/日，适用于冷秘。

④蕲艾炷隔蒜灸：2～3穴/次，7～9壮/穴，1～2次/日，适用于热秘。

⑤蕲艾炷隔附子饼灸：2～3穴/次，7～9壮/穴，1～2次/日，适用于阳虚秘。

⑥神阙穴蕲艾炷隔盐灸：7～9壮/次，1～2次/日。

⑦蕲艾器具灸：2～3穴/次，45～60分钟/穴，1～2次/日。

9. 头痛

（1）基本概念

头痛是指由于外感六淫或内伤杂病致使头部脉络拘急或失养以及清窍不利所引起的，以自觉头痛为临床特征的一种常见病证。本病既可单独出现，亦可见于多种疾病的过程中，相当于西医学中的偏头痛、紧张性头痛等。

（2）病因病机：感受外邪，情志失调，饮食劳倦或久病体虚，先天不足或房事不节，头部外伤或久病入络，不通则痛或不荣则痛。

（3）主要表现：头部疼痛，可发生于前额、两颞、巅顶、枕项或全头部，发作形式可为突然发作，也可能起病缓慢，还可能反复发作、时痛时止；疼痛时间可长可短，可数分钟、数小时、数天、数周甚至长期疼痛。

（4）灸疗腧穴及疗法

1）常用腧穴：风池、太阳、阿是穴、足三里、太冲、列缺、百会。

2）常用蕲艾保健灸疗法

①蕲艾条温和灸：2～3穴/次，45～60分钟/穴，1～2次/日。

②蕲艾炷无瘢痕灸：2～3穴/次，7～9壮/穴，1～2次/日。

③蕲艾炷隔姜灸：2～3穴/次，7～9壮/穴，1～2次/日，适用于风寒头痛。

④蕲艾炷隔蒜灸：2～3穴/次，7～9壮/穴，1～2次/日，适用于风热头痛。

⑤蕲艾炷隔附子饼灸：2～3穴/次，7～9壮/穴，1～2次/日，适用于肾虚

头痛。

⑥蕲艾器具灸：2 ～ 3 穴 / 次，45 ～ 60 分钟 / 穴，1 ～ 2 次 / 日。

注：头部腧穴施灸时间为 25 ～ 35 分钟 / 穴或 5 ～ 7 壮 / 穴。

10. 眩晕

（1）基本概念

眩是指眼花或眼前发黑，晕是指头晕甚至感觉自身或外界景物旋转，二者常同时出现，故合称为眩晕。本病相当于西医学中的梅尼埃病、良性位置性眩晕等。

（2）病因病机：情志不遂，年高体弱，久病劳倦，饮食不节，外感六淫。虚者为气、血、精不足，髓海失养；实者为风、火、痰、瘀扰乱，清窍失宁。

（3）主要表现：头晕目眩，视物旋转，轻者闭目即止，重者如坐车船，甚则仆倒。

（4）灸疗腧穴及疗法

1）常用腧穴：百会、风池、脾俞、肾俞、大椎、悬钟、太溪、太冲、涌泉。

2）常用蕲艾保健灸疗法

①蕲艾条温和灸：2 ～ 3 穴 / 次，45 ～ 60 分钟 / 穴，1 ～ 2 次 / 日。

②蕲艾炷无瘢痕灸：2 ～ 3 穴 / 次，7 ～ 9 壮 / 穴，1 ～ 2 次 / 日。

③蕲艾炷隔附子饼灸：2 ～ 3 穴 / 次，7 ～ 9 壮 / 穴，1 ～ 2 次 / 日，适用于肾精不足造成的眩晕。

④蕲艾器具灸：2 ～ 3 穴 / 次，45 ～ 60 分钟 / 穴，1 ～ 2 次 / 日。

11. 失眠（不寐）

（1）基本概念

失眠也称不寐，是指由心神失养或心神不安所致，以经常不能获得正常睡眠为特征的一类病证。本病相当于西医学中原发性失眠及以失眠为主要表现的其他疾病。

（2）病因病机：情志失常，饮食不节，劳逸失调，病后体虚；阳盛阴衰，阴阳失交。

（3）主要表现：不寐，轻者入睡困难，或寐而不酣、时寐时醒，或醒后不能再寐；重者彻夜不寐。

（4）灸疗腧穴及疗法

1）常用腧穴：心俞、神门、百会、安眠（经外奇穴）、印堂、三阴交。

2）常用蕲艾保健灸疗法

①蕲艾条温和灸：2 ～ 3 穴 / 次，45 ～ 60 分钟 / 穴，1 ～ 2 次 / 日，百会穴宜温和灸 25 ～ 35 分钟。

②蕲艾炷无瘢痕灸：2 ～ 3 穴 / 次，7 ～ 9 壮 / 穴，1 ～ 2 次 / 日。

③蕲艾器具灸：2 ～ 3 穴 / 次，45 ～ 60 分钟 / 穴，1 ～ 2 次 / 日。

④蕲艾蒸汽灸：双膝关节以下部位，每晚睡前 1 小时蕲艾蒸汽灸 35 ～ 45 分钟，以助睡眠。

⑤蕲艾三伏灸：可于每年三伏天选用蕲艾精油、葱汁、白芥子及细辛等敷贴，3 ～ 5 穴 / 次，连续施灸 3 年。

12. 心悸

（1）基本概念

心悸是指心之气血阴阳亏虚或痰饮瘀血阻滞，致心神失养或心神受扰，出现心中悸动不安甚则不能自主的一种病证。临床一般呈发作性，每因情志波动或劳累过度而诱发，常伴胸闷、气短、失眠、健忘、眩晕等，按病情轻重分为惊悸和怔忡，本病相当于西医学中的心律失常、心功能不全等。

（2）病因病机：体虚劳倦，七情所伤，感受外邪，药食不当，心神失养或心神不宁。

（3）主要表现：自觉心中悸动不安；心搏异常，或快速、或缓慢、或跳动过重、或忽跳忽止，呈阵发性或持续性；神情紧张，心慌不安，不能自主。

（4）灸疗腧穴及疗法

1）常用腧穴：心俞、巨阙、脾俞、膻中、内关、间使、神门、三阴交。

2）常用蕲艾保健灸疗法

①蕲艾条温和灸：2 ～ 3 穴 / 次，45 ～ 60 分钟 / 穴，1 ～ 2 次 / 日。

②蕲艾炷无瘢痕灸：2 ～ 3 穴 / 次，7 ～ 9 壮 / 穴，1 ～ 2 次 / 日。

③蕲艾器具灸：2 ～ 3 穴 / 次，45 ～ 60 分钟 / 穴，1 ～ 2 次 / 日。

④蕲艾三伏灸：可于每年三伏天选用蕲艾精油加入养心安神类中药敷贴，3 ～ 5 穴 / 次，连续施灸 3 年。

13. 水肿

（1）基本概念

水肿是指由于多种原因导致体内水液潴留，泛滥肌肤，引起以眼睑、头面、四肢、腹背甚至全身浮肿为主要临床特征的一类病证。本病相当于西医学中的肾性水肿、心性水肿、营养不良性水肿等。

（2）病因病机：风邪袭表，疮毒内犯，外感水湿，饮食不节，久病劳倦，禀赋不足；肺失通调，脾失转输，肾失开阖，三焦气化不利，水液潴留。

（3）主要表现：水肿从眼睑或下肢开始，继及四肢全身，轻者仅眼睑或小腿浮肿；重者可全身皆肿，甚则腹大胀满，气喘不能平卧；更严重者可见尿闭或尿少、恶心呕吐、口有秽味、鼻衄牙宣、头痛、抽搐、神昏谵语等危象。

（4）灸疗腧穴及疗法

1）常用腧穴：脾俞、肾俞、三焦俞、肺俞、阴陵泉、水分、中极、中脘、神阙。

2）常用蕲艾保健灸疗法

①蕲艾条温和灸：2～3穴/次，45～60分钟/穴，1～2次/日。

②蕲艾炷无瘢痕灸：2～3穴/次，7～9壮/穴，1～2次/日。

③蕲艾炷隔姜灸：2～3穴/次，7～9壮/穴，1～2次/日，适用于风邪袭表之水肿。

④蕲艾炷隔附子饼灸：2～3穴/次，7～9壮/穴，1～2次/日，适用于脾肾阳虚之水肿。

⑤神阙穴蕲艾炷隔盐灸：7～9壮/次，1～2次/日，适用于脾肾阳虚之水肿。

⑥蕲艾器具灸：2～3穴/次，45～60分钟/穴，1～2次/日。

14. 淋证

（1）基本概念

淋证是指以小便频数短涩，淋漓刺痛，小腹拘急引痛为主要表现的病证。本病相当于西医学中的急慢性尿路感染、泌尿系结核、急慢性前列腺炎等。

（2）病因病机：外感湿热，饮食不节，情志失调，劳倦体虚；湿热蕴结下焦，肾与膀胱气化不利。

（3）主要表现：小便频数、淋漓涩痛；小腹拘急引痛；病久或反复发作后，常伴有低热、腰痛、小腹坠胀、疲劳等。

（4）灸疗腧穴及疗法

1）常用腧穴：中极、阴陵泉、神阙、三阴交、膀胱俞。

2）常用蕲艾保健灸疗法

①蕲艾条温和灸：2～3穴/次，45～60分钟/穴，1～2次/日。

②蕲艾炷无瘢痕灸：2～3穴/次，7～9壮/穴，1～2次/日。

③蕲艾炷隔葱白灸：2～3穴/次，7～9壮/穴，1～2次/日。

④蕲艾炷隔蒜灸：2～3穴/次，7～9壮/穴，1～2次/日。

⑤神阙穴蕲艾炷隔盐灸：7～9壮/次，1～2次/日。

⑥蕲艾器具灸：2～3穴/次，45～60分钟/穴，1～2次/日。

15. 癃闭

（1）基本概念

癃闭是指以小便量少、排尿困难，甚则小便闭塞不通为主要表现的病证。其中以小便不畅、点滴而短少、病势较缓者称为癃，小便闭塞、点滴不通、病势较急者称为闭。由于两者均属排尿困难、小便不通的病证，故合称为癃闭。本病相当于西医学中的尿潴留、无尿症等。

（2）病因病机：外感湿热，感受热毒之邪，饮食不节，情志失调，尿路阻塞，体虚久病，药毒所伤，肾与膀胱气化功能失调。

（3）主要表现：小便量少，排尿困难，甚或小便闭塞不通；小便不畅、点滴而短少；小便闭塞、点滴不通。

（4）灸疗腧穴及疗法

1）常用腧穴：三焦俞、膀胱俞、水道、神阙、中极、肾俞、阴陵泉、三阴交。

2）常用蕲艾保健灸疗法

①蕲艾条温和灸：2～3穴/次，45～60分钟/穴，1～2次/日。

②蕲艾炷无瘢痕灸：2～3穴/次，7～9壮/穴，1～2次/日。

③神阙穴蕲艾炷隔盐灸：7～9壮/次，1～2次/日。

④蕲艾炷隔附子饼灸：2～3穴/次，7～9壮/穴，1～2次/日。

⑤蕲艾炷隔葱白灸：2～3穴/次，7～9壮/穴，1～2次/日。

⑥蕲艾器具灸：2～3穴/次，45～60分钟/穴，1～2次/日。

16. 阳痿

（1）基本概念

阳痿是指成年男子性交时，由于阴茎痿软不举、举而不坚或坚而不久，无法进行正常性生活的病证。本病相当于西医学中的各种功能性及器质性疾病引起的男子阴茎勃起功能障碍等。

（2）病因病机：禀赋不足，劳伤久病；情志失调，饮食不节，外邪侵袭；多种原因导致宗筋失养。

（3）主要表现：成年男子性交时，阴茎痿而不举、举而不坚或坚而不久；无法进行正常性生活；常有性欲下降、神疲乏力、腰酸膝软、畏寒肢冷、夜寐不安；小便不畅，滴沥不尽。

（4）灸疗腧穴及疗法

1）常用腧穴：肾俞、命门、太溪、神阙、关元、中极、足三里。

2）常用蕲艾保健灸疗法

①蕲艾条温和灸：2～3穴/次，45～60分钟/穴，1～2次/日。

②蕲艾炷无瘢痕灸：2～3穴/次，7～9壮/穴，1～2次/日。

③蕲艾炷隔附子饼灸：2～3穴/次，7～9壮/穴，1～2次/日。

④神阙穴蕲艾炷隔盐灸：7～9壮/次，1～2次/日。

⑤蕲艾器具灸：2～3穴/次，45～60分钟/穴，1～2次/日。

⑥蕲艾大灸：施灸部位为脊中至腰俞段督脉、足太阳膀胱经第一侧线穴区，5～7

壮 / 次，1 ～ 2 次 / 周。

⑦蕲艾火灸：施灸部位为脊中至腰俞段督脉、足太阳膀胱经第一侧线穴区，5 ～ 7
壮 / 次，1 ～ 2 次 / 周。

17. 中风后遗症

（1）基本概念

中风是指以猝然昏仆、不省人事为主要表现的一类疾病，病轻者可无昏仆而仅见
口舌㖞斜或伴半身不遂等症状。中风病急性阶段经抢救治疗，神志渐清、痰火渐平、
风退瘀除、饮食稍进，可渐入恢复期。恢复期和后遗症期常有半身不遂、口歪、语言
謇涩或失音等症状，称为中风后遗症。本病相当于西医学中的脑出血、脑血栓、脑栓
塞等疾病的后遗症。

（2）病因病机：积损正衰，情志失调，劳倦过度，饮食不节；阴阳失调，气血
逆乱。

（3）主要表现：口舌㖞斜，舌强语謇或失语，半身不遂，肢体麻木。

（4）灸疗腧穴及疗法

1）常用腧穴。上肢瘫痪：大椎、肩髃、曲池、外关、合谷。下肢瘫痪：腰阳关、
环跳、阳陵泉、足三里、三阴交、丰隆、解溪。语言不利：哑门、廉泉、通里。

2）常用蕲艾保健灸疗法

①蕲艾条温和灸：2 ～ 3 穴 / 次，45 ～ 60 分钟 / 穴，1 ～ 2 次 / 日。

②蕲艾炷无瘢痕灸：2 ～ 3 穴 / 次，7 ～ 9 壮 / 穴，1 ～ 2 次 / 日。

③蕲艾炷隔姜灸：2 ～ 3 穴 / 次，7 ～ 9 壮 / 穴，1 ～ 2 次 / 日。

④蕲艾器具灸：2 ～ 3 穴 / 次，45 ～ 60 分钟 / 穴，1 ～ 2 次 / 日。

⑤蕲艾蒸汽灸：双膝关节以下部位，35 ～ 45 分钟 / 次，1 次 / 日。

18. 痹证

（1）基本概念

痹证是指因感受风寒湿热之邪，经络闭阻，气血运行不畅，引起以肢体关节疼痛、
肿胀、酸楚、麻木、重着以及活动不利为主要表现的病证。本病相当于西医学中的风
湿性关节炎、类风湿关节炎、骨关节炎等。

（2）病因病机：风寒湿邪或风热湿邪，劳逸不当，体质亏虚；经络闭阻，不通
则痛。

（3）主要表现：肢体关节、肌肉疼痛，或者疼痛游走不定；屈伸不利；甚则关节
剧痛、肿大、强硬、变形等。

（4）灸疗腧穴及疗法

1）常用腧穴：阿是穴，病变关节周围 2 ～ 3 穴，病在上肢加灸风门、大椎，病在

下肢加灸腰阳关、风市。

2）常用蕲艾保健灸疗法

①蕲艾条温和灸：2～3穴/次，45～60分钟/穴，1～2次/日。

②蕲艾炷无瘢痕灸：2～3穴/次，7～9壮/穴，1～2次/日。

③蕲艾炷隔姜灸：2～3穴/次，7～9壮/穴，1～2次/日，适用于寒湿痹。

④蕲艾炷隔蒜灸：2～3穴/次，7～9壮/穴，1～2次/日，适用于湿热痹。

⑤蕲艾器具灸：2～3穴/次，45～60分钟/穴，1～2次/日。

⑥蕲艾蒸汽灸：患部蕲艾蒸汽灸，35～45分钟/次，1～2次/日。

19. 痿证

（1）基本概念

痿证是指肢体筋脉迟缓，软弱无力，不能随意运动，或伴有肌肉萎缩的一种病证。相当于西医学中的多发性神经病、运动神经元疾病、脊髓病变等。

（2）病因病机：感受湿毒，湿热浸淫，饮食毒物所伤，劳病体虚，跌仆瘀阻；五脏受损，气血津液亏耗，肌肉筋脉失养。

（3）主要表现：肢体筋脉迟缓不收，甚则瘫痪；部分病人伴有肌肉萎缩；严重者影响呼吸、吞咽。

（4）灸疗腧穴及疗法

1）常用腧穴：肝俞、脾俞、肾俞、腰阳关、中脘、关元、神阙、悬钟、足三里、太溪、阴陵泉、阳陵泉。

2）常用蕲艾保健灸疗法

①蕲艾条温和灸：2～3穴/次，45～60分钟/穴，1～2次/日。

②蕲艾炷无瘢痕灸：2～3穴/次，7～9壮/穴，1～2次/日。

③蕲艾炷隔蒜灸：2～3穴/次，7～9壮/穴，1～2次/日，适用于湿热浸淫之痿证。

④蕲艾器具灸：2～3穴/次，45～60分钟/穴，1～2次/日。

⑤蕲艾蒸汽灸：双膝关节以下部位蕲艾蒸汽灸，35～45分钟/次，1～2次/日。

20. 面瘫

（1）基本概念

面瘫是临床常见的周围神经病变，是指以口眼向一侧歪斜为主要表现的病证，可发于任何年龄，无明显季节性，多发病急速，以单侧面部发病多见。

（2）病因病机：正气不足，脉络空虚，卫外不固；风寒或风热导致经气阻滞，经筋失养；经筋功能失调，筋肉纵缓不收。

（3）主要表现：患侧眼睑闭合不全，患侧额纹变浅或消失，口角歪斜向健侧，谈话吐字不清，漱口漏水，患侧鼻唇沟变浅。

（4）灸疗腧穴及疗法

1）常用腧穴：翳风、风池、合谷、颊车、地仓、阳白。

2）常用蕲艾保健灸疗法

①蕲艾条温和灸：2～3 穴／次，45～60 分钟／穴，1～2 次／日。

②蕲艾条雀啄灸：2～3 穴／次，45～60 分钟／穴，1～2 次／日。

③蕲艾炷无瘢痕灸：2～3 穴／次，7～9 壮／穴，1～2 次／日。

④蕲艾炷隔姜灸：2～3 穴／次，7～9 壮／穴，1～2 次／日。

⑤蕲艾器具灸：2～3 穴／次，45～60 分钟／穴，1～2 次／日。

注：面部腧穴灸量宜适当减少，避免烫伤。

二、妇科疾病

1.月经先期

（1）基本概念

月经先期是指月经周期提前 7～10 天，经期正常，连续 2 个月经周期以上，也称经期超前、先期经行。本病相当于西医学中的排卵型黄体不健的功能失调性子宫出血病、盆腔炎性疾病等。

（2）病因病机：脾气虚，肾气虚，阴虚血热，阳盛血热，肝郁化热；冲任不固，失于制约。

（3）主要表现：月经提前 7～10 天，连续 2 个月经周期以上，而经期基本正常；经量过多。

（4）灸疗腧穴及疗法（适用于气虚不固之月经先期）

1）常用腧穴：脾俞、肾俞、中脘、气海、足三里、三阴交。

2）常用蕲艾保健灸疗法

①蕲艾条温和灸：2～3 穴／次，45～60 分钟／穴，1～2 次／日。

②蕲艾炷无瘢痕灸：2～3 穴／次，7～9 壮／穴，1～2 次／日。

③蕲艾器具灸：2～3 穴／次，45～60 分钟／穴，1～2 次／日。

④蕲艾大灸：施灸部位为脊中至命门段督脉、足太阳膀胱经第一侧线穴区，5～7 壮／次，1～2 次／周。

注：经期暂停施灸。

2.月经后期

（1）基本概念

月经后期是指月经周期错后 1 周以上，甚至 3～5 个月一行，经期正常，连续 2

个月经周期以上，也称经期错后。本病相当于西医学中的月经稀发等。

（2）病因病机：肾虚，血虚，虚寒，实寒，气滞，痰湿；精血不足或邪气阻滞，血海不能按时满溢。

（3）主要表现：月经周期延后 7 日以上，甚至延后 3 ～ 5 个月，连续 2 个月经周期以上；经期基本正常。

（4）灸疗腧穴及疗法

1）常用腧穴：脾俞、肾俞、中脘、血海、足三里、三阴交、合谷、太冲。

2）常用蕲艾保健灸疗法

①蕲艾条温和灸：2 ～ 3 穴 / 次，45 ～ 60 分钟 / 穴，1 ～ 2 次 / 日。

②蕲艾炷无瘢痕灸：2 ～ 3 穴 / 次，7 ～ 9 壮 / 穴，1 ～ 2 次 / 日。

③蕲艾炷隔姜灸：2 ～ 3 穴 / 次，7 ～ 9 壮 / 穴，1 ～ 2 次 / 日，适用于月经后期之实寒证。

④蕲艾器具灸：2 ～ 3 穴 / 次，45 ～ 60 分钟 / 穴，1 ～ 2 次 / 日。

⑤蕲艾大灸：施灸部位为脊中至腰俞段督脉、足太阳膀胱经第一侧线穴区，5 ～ 7 壮 / 次，1 ～ 2 次 / 周。

⑥蕲艾火灸：施灸部位为脊中至腰俞段督脉、足太阳膀胱经第一侧线穴区，5 ～ 7 壮 / 次，1 ～ 2 次 / 周。

注：经期暂停施灸。

3. 月经过多

（1）基本概念

月经过多是指月经周期、经期正常，经量明显多于既往，也称经水过多。本病相当于西医学中的排卵型功能失调性子宫出血、子宫肌瘤致出血等。

（2）病因病机：气虚，血热，血瘀；冲任不固，经血失于制约。

（3）主要表现：月经周期、经期正常，经期的出血量明显多于既往；伴有痛经、不孕、症瘕；失血多、病程长者，可有血虚之象。

（4）灸疗腧穴及疗法（适用于气虚不固之月经过多）

1）常用腧穴：脾俞、肾俞、中脘、足三里、百会、血海、气海。

2）常用蕲艾保健灸疗法

①蕲艾条温和灸：2 ～ 3 穴 / 次，45 ～ 60 分钟 / 穴，1 ～ 2 次 / 日。

②蕲艾炷无瘢痕灸：2 ～ 3 穴 / 次，7 ～ 9 壮 / 穴，1 ～ 2 次 / 日。

③蕲艾炷隔附子饼灸：2 ～ 3 穴 / 次，7 ～ 9 壮 / 穴，1 ～ 2 次 / 日。

④蕲艾器具灸：2 ～ 3 穴 / 次，45 ～ 60 分钟 / 穴，1 ～ 2 次 / 日。

⑤蕲艾大灸：施灸部位为中脘至气海段任脉、足少阴肾经及足阳明胃经穴区，

5 ～ 7 壮 / 次，1 ～ 2 次 / 周。

⑥蕲艾火灸：施灸部位为中脘至气海段任脉、足少阴肾经及足阳明胃经穴区，5 ～ 7 壮 / 次，1 ～ 2 次 / 周。

注：经期暂停施灸。

4. 月经过少

（1）基本概念

月经过少是指月经周期正常，经量明显少于既往甚或点滴即净，经期不足 2 日，也称经水涩少、经量过少。本病相当于西医学中的子宫发育不良、子宫内膜结核致月经过少等。

（2）病因病机：肾虚，血虚，血寒，血瘀；精亏血少，或寒凝瘀阻，冲任气血不畅。

（3）主要表现：月经周期正常，经量较既往明显减少；经量减少的同时，经期也缩短至不足 2 日。

（4）灸疗腧穴及疗法

1）常用腧穴：脾俞、肾俞、中脘、足三里、三阴交、气海、血海、膈俞。

2）常用蕲艾保健灸疗法

①蕲艾条温和灸：2 ～ 3 穴 / 次，45 ～ 60 分钟 / 穴，1 ～ 2 次 / 日。

②蕲艾炷无瘢痕灸：2 ～ 3 穴 / 次，7 ～ 9 壮 / 穴，1 ～ 2 次 / 日。

③蕲艾炷隔姜灸：2 ～ 3 穴 / 次，7 ～ 9 壮 / 穴，1 ～ 2 次 / 日，适用于月经过少之实证。

④蕲艾炷隔附子饼灸：2 ～ 3 穴 / 次，7 ～ 9 壮 / 穴，1 ～ 2 次 / 日，适用于月经过少之虚证。

⑤蕲艾器具灸：2 ～ 3 穴 / 次，45 ～ 60 分钟 / 穴，1 ～ 2 次 / 日。

⑥蕲艾大灸：施灸部位为中脘至中极段任脉、足少阴肾经及足阳明胃经穴区，5 ～ 7 壮 / 次，1 ～ 2 次 / 周。

⑦蕲艾火灸：施灸部位为中脘至中极段任脉、足少阴肾经及足阳明胃经穴区，5 ～ 7 壮 / 次，1 ～ 2 次 / 周。

注：经期暂停施灸。

5. 痛经

（1）基本概念

痛经是指妇女正值经期或行经前后，出现周期性小腹疼痛或痛引腰骶，甚至剧痛晕厥，也称经行腹痛。本病相当于西医学中的原发性痛经、子宫内膜异位症致痛经等。

（2）病因病机：肾气亏损，气血虚弱，气滞血瘀，寒凝血瘀，湿热蕴结，不荣则痛或不通则痛。

（3）主要表现：经期或经行前后小腹疼痛或痛引腰骶，随月经周期性发作；甚者疼痛难忍，伴呕吐汗出、面青肢冷等。

（4）灸疗腧穴及疗法

1）常用腧穴：肾俞、脾俞、次髎、神阙、中极、三阴交、地机。

2）常用蕲艾保健灸疗法

①蕲艾条温和灸：2～3穴/次，45～60分钟/穴，1～2次/日。

②蕲艾炷无瘢痕灸：2～3穴/次，7～9壮/穴，1～2次/日。

③蕲艾炷隔姜灸：2～3穴/次，7～9壮/穴，1～2次/日，适用于寒凝血瘀之痛经。

④蕲艾炷隔蒜灸：2～3穴/次，7～9壮/穴，1～2次/日，适用于湿热蕴结之痛经。

⑤神阙穴蕲艾炷隔盐灸：7～9壮/次，1～2次/日。

⑥蕲艾器具灸：2～3穴/次，45～60分钟/穴，1～2次/日。

⑦蕲艾大灸：施灸部位为中脘至中极段任脉、足少阴肾经及足阳明胃经穴区，5～7壮/次，1～2次/周。

⑧蕲艾火灸：施灸部位为中脘至中极段任脉、足少阴肾经及足阳明胃经穴区，5～7壮/次，1～2次/周。

注：经期暂停施灸。

6. 闭经

（1）基本概念

闭经是指女子年逾16周岁月经尚未来潮，或月经来潮后又中断6个月以上，前者称原发性闭经，后者称继发性闭经，古称女子不月、月事不来等。本病相当于西医学中的闭经、多囊卵巢综合征致闭经等。

（2）病因病机：肾虚，脾虚，血虚，气滞血瘀，寒凝血瘀，痰湿阻滞，精血不足、无血可下或邪气阻隔、脉道不通。

（3）主要表现：女子年逾16周岁无月经初潮；建立月经周期后，停经6个月以上。

（4）灸疗腧穴及疗法

1）常用腧穴：肾俞、脾俞、中脘、足三里、神阙、血海、三阴交、膈俞。

2）常用蕲艾保健灸疗法

①蕲艾条温和灸：2～3穴/次，45～60分钟/穴，1～2次/日。

②蕲艾炷无瘢痕灸：2～3穴/次，7～9壮/穴，1～2次/日。

③蕲艾炷隔姜灸：2～3穴/次，7～9壮/穴，1～2次/日，适用于寒凝血瘀及痰湿阻滞之闭经。

④神阙穴蕲艾炷隔盐灸：7～9壮/次，1～2次/日。

⑤蕲艾器具灸：2～3穴/次，45～60分钟/穴，1～2次/日。

⑥蕲艾大灸：施灸部位为中脘至中极段任脉、足少阴肾经及足阳明胃经穴区，5～7壮/次，1～2次/周。

⑦蕲艾火灸：施灸部位为中脘至中极段任脉、足少阴肾经及足阳明胃经穴区，5～7壮/次，1～2次/周。

7. 带下过多

（1）基本概念

带下过多是指带下量过多，色质、气味异常或伴全身、局部症状，又称下白物、流秽物。本病相当于西医学中的阴道炎、宫颈炎等引起的带下过多。

（2）病因病机：脾阳虚，肾阳虚，阴虚夹湿，湿热下注，湿毒蕴结；任脉损伤，带脉失约。

（3）主要表现：带下量多；带色白或淡黄，或赤白相兼，或黄绿如脓，或浑浊如米泔；质地或清稀如水，或稠黏如脓，或如豆渣凝乳，或如泡沫状；无臭味，或有臭气，或臭秽难闻。

（4）灸疗腧穴及疗法

1）常用腧穴：脾俞、中脘、关元、带脉、足三里、中脘、肾俞。

2）常用蕲艾保健灸疗法

①蕲艾条温和灸：2～3穴/次，45～60分钟/穴，1～2次/日。

②蕲艾炷无瘢痕灸：2～3穴/次，7～9壮/穴，1～2次/日。

③蕲艾炷隔蒜灸：2～3穴/次，7～9壮/穴，1～2次/日，适用于湿热下注及湿毒蕴结之带下过多。

④蕲艾炷隔附子饼灸：2～3穴/次，7～9壮/穴，1～2次/日，适用于阳虚之带下过多。

⑤蕲艾器具灸：2～3穴/次，45～60分钟/穴，1～2次/日。

⑥蕲艾蒸汽灸：会阴部蕲艾蒸汽灸，35～45分钟/次，1～2次/日。

8. 妊娠恶阻

（1）基本概念

妊娠恶阻是指妊娠早期出现严重的恶心呕吐，头晕厌食，甚则食入即吐，也称子病、阻病。本病相当于西医学中的妊娠剧吐。

（2）病因病机：胃虚，肝热，痰滞；冲气上逆，胃失和降。

（3）主要表现：呕吐发作频繁，厌食；甚则全身乏力，精神萎靡，明显消瘦；严重者出现血压降低，体温升高，黄疸，嗜睡或昏迷。

（4）灸疗腧穴及疗法（适用于胃虚及痰滞之妊娠恶阻）

1）常用腧穴：脾俞、膈俞、胃俞、中脘、内关、阴陵泉、丰隆。

2）常用蕲艾保健灸疗法

①蕲艾条温和灸：2～3穴/次，45～60分钟/穴，1～2次/日。

②蕲艾炷无瘢痕灸：2～3穴/次，7～9壮/穴，1～2次/日。

③蕲艾器具灸：2～3穴/次，45～60分钟/穴，1～2次/日。

9. 不孕症

（1）基本概念

不孕症是指女子婚后有正常性生活1年以上，未避孕而不受孕；或曾孕育过，有正常性生活，未避孕1年以上未再受孕。本病相当于西医学中的因排卵功能障碍、子宫内膜异位症等引起的不孕。

（2）病因病机：肾虚，肝郁，痰湿，血瘀；肾气亏虚，冲任气血失调。

（3）主要表现：夫妻有正常性生活1年以上，未采取避孕措施而不孕；曾孕育过，有正常性生活，未避孕1年以上未再受孕。

（4）灸疗腧穴及疗法

1）常用腧穴：肾俞、命门、脾俞、次髎、子宫、关元、三阴交、足三里、公孙。

2）常用蕲艾保健灸疗法

①蕲艾条温和灸：2～3穴/次，45～60分钟/穴，1～2次/日。

②蕲艾炷无瘢痕灸：2～3穴/次，7～9壮/穴，1～2次/日。

③蕲艾炷隔姜灸：2～3穴/次，7～9壮/穴，1～2次/日，适用于肝郁、痰湿及血瘀之不孕症。

④蕲艾器具灸：2～3穴/次，45～60分钟/穴，1～2次/日。

⑤蕲艾大灸：施灸部位为脊中至第二骶后孔水平段督脉、足太阳膀胱经第一侧线穴区，5～7壮/次，1～2次/周。

⑥蕲艾火灸：施灸部位为脊中至第二骶后孔水平段督脉、足太阳膀胱经第一侧线穴区，5～7壮/次，1～2次/周。

10. 缺乳

（1）基本概念

缺乳是指哺乳期内产妇乳汁甚少或全无，也称乳汁不行或乳汁不足。本病相当于西医学中的产后缺乳、泌乳过少等。

（2）病因病机：气血虚弱，肝郁气滞；化源不足，无乳可下或乳络不通，乳不得下。

（3）主要表现：乳汁甚少或全无，不足以喂养婴儿。

（4）灸疗腧穴及疗法

1）常用腧穴：脾俞、膈俞、肝俞、足三里、少泽、膻中、乳根、太冲。

2）常用蕲艾保健灸疗法

①蕲艾条温和灸：2～3穴/次，45～60分钟/穴，1～2次/日。

②蕲艾炷无瘢痕灸：2～3穴/次，7～9壮/穴，1～2次/日。

③蕲艾炷隔姜灸：2～3穴/次，7～9壮/穴，1～2次/日，适用于肝郁气滞之缺乳。

④蕲艾器具灸：2～3穴/次，45～60分钟/穴，1～2次/日。

11. 更年期综合征（脏躁）

（1）基本概念

更年期综合征是指妇女精神抑郁、心中烦乱、无故悲伤欲哭，或哭笑无常、呵欠频作，又称脏躁。本病以女性多见，其特点是反复发作，临床表现多样，相当于西医学中的癔症。

（2）病因病机：心气不足，心肾不交，心神失养或心神受扰。

（3）主要表现：精神抑郁，善悲欲哭，呵欠频作；情绪易激动难以自控，喜怒无常，语无伦次。

（4）灸疗腧穴及疗法

1）常用腧穴：心俞、巨阙、神门、厥阴俞、太冲、太溪、三阴交。

2）常用蕲艾保健灸疗法

①蕲艾条温和灸：2～3穴/次，45～60分钟/穴，1～2次/日。

②蕲艾炷无瘢痕灸：2～3穴/次，7～9壮/穴，1～2次/日。

③蕲艾器具灸：2～3穴/次，45～60分钟/穴，1～2次/日。

三、儿科疾病

1. 小儿感冒

（1）基本概念

小儿感冒是指由外感风邪引起的肺系疾病，以发热、恶寒、鼻塞、流涕、喷嚏、头痛、全身酸痛等为主要临床表现，又称伤风。本病相当于西医学中的急性上呼吸道感染。

（2）病因病机：感受风寒、风热、暑湿、时邪；肌表失疏，肺气失宣。

（3）主要表现：发热，恶寒，鼻塞流涕，喷嚏，微咳，头痛，全身酸痛。

（4）灸疗腧穴及疗法

1）常用腧穴：风池、风门、肺俞、列缺、合谷。

2）常用蕲艾保健灸疗法

①蕲艾条温和灸：2～3穴/次，25～35分钟/穴，1～2次/日。

②蕲艾炷无瘢痕灸：2～3穴/次，3～5壮/穴，1～2次/日。

③蕲艾炷隔姜灸：2～3穴/次，3～5壮/穴，1～2次/日。

④蕲艾炷麦粒灸：2～3穴/次，7～9壮/穴，1～2次/日。

⑤蕲艾器具灸：2～3穴/次，25～35分钟/穴，1～2次/日。

⑥蕲艾蒸汽灸：躯干及四肢部，25～35分钟/次，1次/日。

2. 小儿厌食

（1）基本概念

小儿厌食是指以较长时期厌恶进食、食量减少为特征的一种小儿常见病证。本病可发生于任何季节，但夏季暑湿当令之时症状可能加重。各年龄儿童均可发病，以1～6岁多见。

（2）病因病机：喂养不当，他病伤脾，先天不足，情志失调；脾胃失健，纳化失和。

（3）主要表现：长期食欲不振，厌恶进食，食量明显小于同龄正常儿童；面色少华、形体偏瘦，但精神尚好、活动如常。

（4）灸疗腧穴及疗法

1）常用腧穴：中脘、梁门、足三里、脾俞、神阙。

2）常用蕲艾保健灸疗法

①蕲艾条温和灸：2～3穴/次，25～35分钟/穴，1～2次/日。

②蕲艾炷无瘢痕灸：2～3穴/次，3～5壮/穴，1～2次/日。

③蕲艾炷隔姜灸：2～3穴/次，3～5壮/穴，1～2次/日。

④神阙穴蕲艾炷隔盐灸：3～5壮/次，1～2次/日。

⑤蕲艾炷隔附子饼灸：2～3穴/次，3～5壮/穴，1～2次/日。

⑥蕲艾炷麦粒灸：2～3穴/次，7～9壮/穴，1～2次/日。

⑦蕲艾器具灸：2～3穴/次，25～35分钟/穴，1～2次/日。

3. 小儿泄泻

（1）基本概念

小儿泄泻是指以大便次数增多、粪质稀薄如水样为特征的一种小儿常见病。本病一年四季均可发生，夏秋季节发病率高，不同季节发生的泄泻证候表现有所不同。本病2岁以下小儿发病率高，是我国婴幼儿常见疾病之一。本病相当于西医学中的小儿腹泻。

（2）病因病机：感受外邪，伤于乳食，脾胃虚弱，脾肾阳虚；脾胃受损，升降失司，水谷不分，混杂而下。

（3）主要表现：大便次数较平时明显增多，重者达每日 10 次以上；粪呈淡黄色或清水样，或夹乳块、不消化物，或黄绿稀溏，或色褐而臭，夹少量黏液。

（4）灸疗腧穴及疗法

1）常用腧穴：脾俞、中脘、神阙、天枢、足三里。

2）常用蕲艾保健灸疗法

①蕲艾条温和灸：2 ～ 3 穴 / 次，25 ～ 35 分钟 / 穴，1 ～ 2 次 / 日。

②蕲艾炷无瘢痕灸：2 ～ 3 穴 / 次，3 ～ 5 壮 / 穴，1 ～ 2 次 / 日。

③蕲艾炷麦粒灸：2 ～ 3 穴 / 次，7 ～ 9 壮 / 穴，1 ～ 2 次 / 日。

④蕲艾炷隔姜灸：2 ～ 3 穴 / 次，3 ～ 5 壮 / 穴，1 ～ 2 次 / 日，适用于风寒泻。

⑤神阙穴蕲艾炷隔盐灸：3 ～ 5 壮 / 次，1 ～ 2 次 / 日。

⑥蕲艾炷隔附子饼灸：2 ～ 3 穴 / 次，3 ～ 5 壮 / 穴，1 ～ 2 次 / 日，适用于脾肾阳虚泻。

⑦蕲艾器具灸：2 ～ 3 穴 / 次，25 ～ 35 分钟 / 穴，1 ～ 2 次 / 日。

4. 小儿遗尿

（1）基本概念

小儿遗尿是指 3 周岁以上的小儿睡梦中小便频繁自遗、醒后方觉的一种病证，又称尿床。年龄超过 3 岁的儿童若每周遗尿超过一定次数，则为病态，称为遗尿症。本病男孩多于女孩，部分有明显的家族史，病程较长，常反复发作。

（2）病因病机：下元虚寒，肺脾气虚，心肾失交，肝经湿热；三焦气化失司，膀胱约束不利。

（3）主要表现：小儿寐中频繁小便自出、醒后方觉，3 ～ 5 岁的小儿每周至少 5 次，5 岁以上小儿每周至少 2 次，持续 6 个月以上。

（4）灸疗腧穴及疗法

1）常用腧穴：脾俞、肾俞、次髎、神门、百会、中脘、足三里。

2）常用蕲艾保健灸疗法

①蕲艾条温和灸：2 ～ 3 穴 / 次，25 ～ 35 分钟 / 穴，1 ～ 2 次 / 日。

②蕲艾炷无瘢痕灸：2 ～ 3 穴 / 次，3 ～ 5 壮 / 穴，1 ～ 2 次 / 日。

③蕲艾炷麦粒灸：2 ～ 3 穴 / 次，7 ～ 9 壮 / 穴，1 ～ 2 次 / 日。

④蕲艾器具灸：2 ～ 3 穴 / 次，25 ～ 35 分钟 / 穴，1 ～ 2 次 / 日。

5. 注意力缺陷多动障碍

（1）基本概念

注意力缺陷多动障碍又称轻微脑功能障碍综合征，是一种较常见的儿童行为障碍性疾病。本病男孩多于女孩，多见于学龄期儿童。

（2）病因病机：先天禀赋不足，产伤、外伤瘀滞，后天养护不当，情绪意志失调；阴失内守，阳燥于外。

（3）主要表现：活动过多，注意力不集中；冲动任性，自我控制能力差，情绪不稳；学习成绩差，但智力正常。

（4）灸疗腧穴及疗法

1）常用腧穴：命门、三阴交、足三里、风池、涌泉。

2）常用蕲艾保健灸疗法

①蕲艾条温和灸：2～3穴/次，25～35分钟/穴，1～2次/日。

②蕲艾炷无瘢痕灸：2～3穴/次，3～5壮/穴，1～2次/日。

③蕲艾炷麦粒灸：2～3穴/次，7～9壮/穴，1～2次/日。

④蕲艾器具灸：2～3穴/次，25～35分钟/穴，1～2次/日。

四、骨外科疾病

1. 颈椎病（项痹）

（1）基本概念

颈椎病是指颈椎骨质增生、颈项韧带钙化、颈椎间盘萎缩退化等改变，刺激或压迫颈部神经、脊髓、血管而产生一系列症状和体征的综合征。中医学称之为项痹。

（2）病因病机：外伤，劳损，外感风寒湿邪，筋脉失养或经脉痹阻。

（3）主要表现：颈部酸痛不适、活动不利，头痛、头晕，颈项僵硬、肩臂痛、手指麻木，重则视物模糊不清，或耳鸣耳聋、听力下降、恶心呕吐、口唇麻木。

（4）灸疗腧穴及疗法

1）常用腧穴：百会、风池、大椎、阿是穴、肩中俞、肾俞、后溪。

2）常用蕲艾保健灸疗法

①蕲艾条温和灸：2～3穴/次，45～60分钟/穴，1～2次/日。

②雷火神针灸：2～3穴/次，7～9壮/穴，1～2次/日。

③蕲艾炷无瘢痕灸：2～3穴/次，7～9壮/穴，1～2次/日。

④蕲艾炷隔姜灸：2～3穴/次，7～9壮/穴，1～2次/日，适用于外感风寒湿邪所致之颈椎病。

⑤蕲艾器具灸：2～3穴/次，45～60分钟/穴，1～2次/日。

2. 肩关节周围炎

（1）基本概念

肩关节周围炎是一种以肩痛、肩关节活动障碍为主要特征的筋伤，简称肩周炎。其病名较多，因睡眠时肩部受凉引起的称漏肩风或露肩风；因肩部活动明显受限，形同冻结的称冻结肩；因该病多发于 50 岁左右患者，又称五十肩；此外还称肩凝风、肩凝症等。

（2）病因病机：肝肾亏虚，筋脉失养；外伤劳损；风寒湿邪阻络，不荣则痛或不通则痛。

（3）主要表现：肩关节周围疼痛，且疼痛逐渐加重，夜间尤甚；肩关节活动受限，常伴肩周肌肉萎缩。

（4）灸疗腧穴及疗法

1）常用腧穴：大椎、肩髃、臂臑、肩贞、阿是穴、天宗、曲池。

2）常用蕲艾保健灸疗法

①蕲艾条温和灸：2～3 穴 / 次，45～60 分钟 / 穴，1～2 次 / 日。

②蕲艾条雀啄灸：2～3 穴 / 次，45～60 分钟 / 穴，1～2 次 / 日。

③蕲艾炷无瘢痕灸：2～3 穴 / 次，7～9 壮 / 穴，1～2 次 / 日。

④蕲艾炷隔姜灸：2～3 穴 / 次，7～9 壮 / 穴，1～2 次 / 日。

⑤雷火神针灸：3～5 穴 / 次，7～9 壮 / 穴，1～2 次 / 日。

⑥蕲艾器具灸：2～3 穴 / 次，45～60 分钟 / 穴，1～2 次 / 日。

⑦蕲艾蒸汽灸：以患肩为施灸部位，35～45 分钟 / 次，1～2 次 / 日。

⑧蕲艾火灸：以患肩为施灸区，5～7 壮 / 次，1～2 次 / 周。

3. 腰痛

（1）基本概念

腰痛是指因外感、内伤或挫闪跌仆导致腰部气血运行不畅或失于濡养，引起腰脊及腰脊两旁疼痛为主要症状的一种病证。本病相当于西医学中的腰肌劳损、腰椎骨质增生、腰椎间盘病变等。

（2）病因病机：外邪侵袭，闪挫跌仆，年老久病；经脉痹阻，腰府失养。

（3）主要表现：急性腰痛病程较短，轻微活动即可引起一侧或两侧腰部疼痛加重，脊两旁常有明显的压痛；慢性腰痛病程较长，缠绵难愈，腰部多隐痛或酸痛；常因体位不当、劳累过度、天气变化等因素而加重。

（4）灸疗腧穴及疗法

1）常用腧穴：肾俞、腰眼、腰阳关、命门、委中、大肠俞、阿是穴、三阴交、关元、太溪。

2）常用蕲艾保健灸疗法

①蕲艾条温和灸：2～3穴/次，45～60分钟/穴，1～2次/日。

②蕲艾炷无瘢痕灸：2～3穴/次，7～9壮/穴，1～2次/日。

③蕲艾炷隔姜灸：2～3穴/次，7～9壮/穴，1～2次/日。

④蕲艾炷隔附子饼灸：2～3穴/次，7～9壮/穴，1～2次/日。

⑤雷火神针灸：3～5穴/次，7～9壮/穴，1～2次/日。

⑥蕲艾器具灸：2～3穴/次，45～60分钟/穴，1～2次/日。

⑦蕲艾蒸汽灸：患部蕲艾蒸汽灸，35～45分钟/次，1～2次/日。

4. 膝骨关节炎

（1）基本概念

膝骨关节炎是指由于年老或其他原因引起的关节软骨的非炎症性退行性病变，并在关节边缘有骨赘形成，临床可产生膝关节疼痛、活动受限和关节畸形等症状。

（2）病因病机：年老肾虚，骨髓不荣；感受风寒湿邪，经络痹阻；劳损；不荣则痛或不通则痛。

（3）主要表现：膝关节疼痛，酸胀无力；行走不便，关节屈伸不利，下蹲困难；伴有关节肿胀，积液等症状；关节内有摩擦音。

（4）灸疗腧穴及疗法

1）常用腧穴：内/外膝眼、阿是穴、阴/阳陵泉、足三里、悬钟、肾俞。

2）常用蕲艾保健灸疗法

①蕲艾条温和灸：2～3穴/次，45～60分钟/穴，1～2次/日。

②蕲艾炷无瘢痕灸：2～3穴/次，7～9壮/穴，1～2次/日。

③蕲艾炷隔姜灸：2～3穴/次，7～9壮/穴，1～2次/日。

④蕲艾炷隔附子饼灸：2～3穴/次，7～9壮/穴，1～2次/日。

⑤雷火神针灸：3～5穴/次，7～9壮/穴，1～2次/日。

⑥蕲艾器具灸：2～3穴/次，45～60分钟/穴，1～2次/日。

⑦蕲艾蒸汽灸：以患膝为施灸部位，35～45分钟/次，1～2次/日。

⑧蕲艾火灸：以患膝为施灸部位，5～7壮/次，1～2次/日。

5. 乳癖

（1）基本概念

乳癖是指乳腺组织既非炎症也非肿瘤的良性增生性疾病，好发于25～45岁的中青年妇女，其发病率占乳房疾病的75%，是临床上最常见的乳房疾病。本病相当于西医的乳腺增生病。

（2）病因病机：情志不遂，脾失健运，冲任失调，阳虚痰凝，气血凝结乳络或痰湿内结乳络。

（3）主要表现：乳房疼痛以胀痛为主，随月经周期而波动；乳房肿块可发生在单侧或双侧，肿块随月经周期出现相应变化；肿块边界不清，质地不硬，活动度好。

（4）灸疗腧穴及疗法

1）常用腧穴：阿是穴（增生肿块处取 1～2 点为穴）、乳根、期门、太冲、丰隆、三阴交。

2）常用蕲艾保健灸疗法

①蕲艾条温和灸：2～3 穴／次，45～60 分钟／穴，1～2 次／日。

②蕲艾炷无瘢痕灸：2～3 穴／次，7～9 壮／穴，1～2 次／日。

③蕲艾器具灸：2～3 穴／次，45～60 分钟／穴，1～2 次／日。

④蕲艾火灸：以患部为施灸区，5～7 壮／次，1～2 次／周。

6. 痔疮

（1）基本概念

痔，是直肠末端黏膜下和肛管皮肤下的静脉丛发生扩大、曲张所形成的柔软静脉团，又称痔疮、痔核，以便血、脱出、肿痛为临床特点，男女老幼皆可发病。据国内流行病学调查显示，痔的发病率占肛肠疾病的 87.25%，居首位，故有"十人九痔"之说。

（2）病因病机：风火燥热，饮食不节，脾虚气陷；其他，如久坐久立、负重远行、妊产、泻痢日久、房劳过度等。

（3）主要表现：内痔位于齿线以上，常在大便时突出肛门口外，出现便血，血鲜红，不与大便混合，肛门疼痛；外痔位于齿线以下，一般无明显症状，平时自觉肛门部有异物感，并发炎症则有瘙痒、肿胀、灼痛等；或兼有内、外痔症状。

（4）灸疗腧穴及疗法

1）常用腧穴：百会、神阙、会阴、次髎、长强、承山、二白、大肠俞。

2）常用蕲艾保健灸疗法

①蕲艾条温和灸：2～3 穴／次，45～60 分钟／穴，1～2 次／日。

②蕲艾炷无瘢痕灸：2～3 穴／次，7～9 壮／穴，1～2 次／日。

③蕲艾炷隔姜灸：2～3 穴／次，7～9 壮／穴，1～2 次／日。

④蕲艾器具灸：2～3 穴／次，45～60 分钟／穴，1～2 次／日。

⑤蕲艾蒸汽灸：患部蕲艾蒸汽灸，35～45 分钟／次，1～2 次／日。

7. 脱肛

（1）基本概念

脱肛是指直肠黏膜、肛管、直肠全层和部分乙状结肠向下移位而脱出肛门外的一种病证。其特点是直肠黏膜及直肠反复脱出肛门并伴有肛门松弛。本病相当于西医学中的直肠脱垂。

（2）病因病机：小儿气血未旺；年老体衰，中气不足；妇女分娩，耗力伤气；慢性泻痢、习惯性便秘；气虚下陷，固摄失司。

（3）主要表现：早期便后有黏膜从肛门脱出，便后能自行还纳；病情逐渐加重，不能自然恢复，需手托或平卧方能复位；严重者咳嗽、蹲下或行走时也可脱出；患者常有大便不禁、大便不畅或出现下腹部坠痛等症状。

（4）灸疗腧穴及疗法

1）常用腧穴：长强、百会、神阙、中脘、脾俞、肾俞。

2）常用蕲艾保健灸疗法

①蕲艾条温和灸：2～3穴/次，45～60分钟/穴，1～2次/日。

②蕲艾炷无瘢痕灸：2～3穴/次，7～9壮/穴，1～2次/日。

③神阙穴蕲艾炷隔盐灸：7～9壮/次，1～2次/日。

④蕲艾炷隔附子饼灸：2～3穴/次，7～9壮/穴，1～2次/日。

⑤蕲艾器具灸：2～3穴/次，45～60分钟/穴，1～2次/日。

⑥蕲艾蒸汽灸：患部蕲艾蒸汽灸，35～45分钟/次，1～2次/日。

五、其他疾病

1. 视疲劳

（1）基本概念

视疲劳是指久视后出现眼胀、头痛、头晕、眼眶胀痛等自觉症状及眼或全身器质性因素与精神（心理）因素相互交织的综合征。引起视疲劳的原因包括环境因素、眼部因素、体质因素和精神因素，视疲劳并非独立的眼病，而是属心身医学范畴，中医学称之为肝劳。

（2）病因病机：久视劳心伤神，耗气损血；肝肾精血亏损不足；目中经络涩滞不通或筋失所养，调节失司。

（3）主要表现：久视后视物模糊，眼胀、头痛、头晕眼眶胀痛；眼睑沉重，眼干涩，休息后可缓解或消失。

（4）灸疗腧穴及疗法

1）常用腧穴：风池、肝俞、三阴交、光明、阳白、四白、太阳。

2）常用蕲艾保健灸疗法

①蕲艾条温和灸：2～3穴/次，45～60分钟/穴，1～2次/日（眼周腧穴灸疗时间为25～35分钟/次）。

②蕲艾炷无瘢痕灸：2～3 穴 / 次，7～9 壮 / 穴，1～2 次 / 日（不适用于眼周腧穴）。

③蕲艾器具灸：2～3 穴 / 次，45～60 分钟 / 穴，1～2 次 / 日（眼周腧穴施灸时间为 25～35 分钟 / 次）。

④蕲艾蒸汽灸：施灸部位为眼周腧穴，25～35 分钟 / 次，1～2 日 1 次。

2. 鼻渊（鼻窦炎）

（1）基本概念

鼻渊是指以鼻流浊涕不止为特征的疾病，因涕下长流不止，状如水泉，故名鼻渊，又名脑漏、脑泻，为五官科常见病、多发病之一。本病相当于西医学中的急慢性鼻窦炎。

（2）病因病机：邪毒滞留，脾肺气虚，髓海不充，火热上亢或脏腑虚损。

（3）主要表现：鼻甲肿胀色暗、鼻流浊涕，鼻塞，嗅觉减退，头痛，容易反复。

（4）灸疗腧穴及疗法

1）常用腧穴：迎香、印堂、合谷、肺俞、风门。

2）常用蕲艾保健灸疗法

①蕲艾条温和灸：2～3 穴 / 次，45～60 分钟 / 穴，1～2 次 / 日。

②蕲艾炷无瘢痕灸：2～3 穴 / 次，7～9 壮 / 穴，1～2 次 / 日（不适用于面部腧穴）。

③蕲艾炷隔姜灸：2～3 穴 / 次，7～9 壮 / 穴，1～2 次 / 日（适用于鼻窦炎发作期）。

④蕲艾器具灸：2～3 穴 / 次，45～60 分钟 / 穴，1～2 次 / 日。

3. 湿疮（湿疹）

（1）基本概念

湿疮是一种过敏性炎症性皮肤病，其特点是皮损对称分布，多形损害，剧烈瘙痒，有渗出倾向，反复发作，易成慢性等。本病相当于西医学中的湿疹。

（2）病因病机：禀赋不耐，饮食失节或过食辛辣刺激荤腥动风之物，兼外受风邪，风湿热邪浸淫肌肤。

（3）主要表现：皮损对称分布，多形损害，剧烈瘙痒，有渗出倾向，反复发作，易成慢性。

（4）灸疗腧穴及疗法

1）常用腧穴：风门、曲池、阿是穴、血海、阴陵泉、郄门。

2）常用蕲艾保健灸疗法

①蕲艾条温和灸：2～3 穴 / 次，45～60 分钟 / 穴，1～2 次 / 日。

②蕲艾炷无瘢痕灸：2～3穴/次，7～9壮/穴，1～2次/日。

③蕲艾炷隔蒜灸：2～3穴/次，7～9壮/穴，1～2次/日。

④蕲艾器具灸：2～3穴/次，45～60分钟/穴，1～2次/日。

⑤蕲艾烟熏灸：患部蕲艾烟熏灸，35～45分钟/次，1次/日。

单元测试题

一、填空题（请将正确的答案填在横线空白处）

1. 咳嗽是指肺失宣降，肺气上逆作声，咳吐痰液而言，为肺系疾病的主要证候之一。分而言之，有声无痰为咳，____为嗽，一般多为痰声并见，难以截然分开，故以咳嗽并称。

2. 胃痛是指以上腹胃脘部____为主的病证，又称"胃脘痛"。

3. 失眠也称不寐，是指由心神失养或心神不安所致，以经常不能获得____为特征的一类病证。

4. 便秘是指由于大肠传导失常，导致大便秘结、排便周期延长，或周期不长但粪质干结、排出艰难，或粪质不硬，虽频有便意但____的病证。

5. 面瘫是临床常见的周围神经病变，是指以口眼向一侧歪斜为主要表现的病证，可发于任何年龄，无明显季节性，多发病急速，以____多见。

6. 月经过多常见的病因有气虚、____、血瘀、冲任不固，经血失于制约等。

7. 妊娠恶阻是指妊娠早期出现严重的恶心呕吐，头晕厌食，甚则____，也称子病、阻病。

8. 小儿厌食是指以较长时期____、食量减少为特征的一种小儿常见病。

9. 肩关节周围炎因多发于50岁左右患者，又称____。

10. 体质按阴阳分类一般可分为____、____、____。

二、判断题（下列判断正确的请打"√"，错误的请打"×"）

1. 失眠是指由心神失养或心神不安所致，以经常不能获得正常睡眠为特征的一类病证。（　　　）

2. 阳虚质平素表现为手足不温、畏寒怕冷、喜热饮食、性格外向、耐夏不耐冬。（　　　）

3. 阴虚质通常表现为手足心热、口燥咽干、不寐、喜冷饮、大便干燥、耐冬不耐夏。（　　　）

4. 痰湿质通常表现为腹部肥满、多汗且黏、胸闷，不善忍耐，不能耐受梅雨季节。（　　　）

5. 湿热质通常表现为体型中等或偏瘦、易生痤疮、易口干口苦。（　　　）

6. 身上容易出现瘀斑，易烦且健忘，不耐受寒邪，多见于血瘀质。（　　　）

7. 对语言过敏，凡事易多心，性格内向不稳定多见于气郁质。（　　　）

8. 过敏体质者常见哮喘、风团、咽痒、鼻塞、喷嚏等，患遗传性疾病者有垂直遗传、先天性、家族性特征，患胎传性疾病者具有母体影响胎儿个体生长发育及相关疾病特征。这类人群多见于特禀质。（　　　）

9. 面色、肤色润泽，适应能力强，多见于平和质。（　　　）

10. 足三里是足阳明胃经的合穴，属土经水穴。（　　　）

11. 足三里穴是养生保健大穴，男女老幼均可灸之。（　　　）

12. 风门穴是足太阳膀胱经与督脉的交会穴，又称"热腑"，具有宣肺解表、疏散风邪、调理气机的功效。（　　　）

13. 大椎又名百劳，督脉经穴，为手三阳经与督脉之会，有总督一身元阳的作用。（　　　）

14. 中脘为任脉经穴，别名太仓、胃脘，为胃之募穴，具有健脾和胃、分清泌浊、温中散寒、行气导滞等功效。（　　　）

15. 涌泉别名地冲，为足少阴肾经井穴，是老年保健要穴。医圣李时珍擅用此穴引热毒及虚火下行，是上病下治之首选穴位。（　　　）

16. 月经后期和月经过少均属于月经病，病因病机均有肾虚、血虚和气滞血瘀。（　　　）

17. 中脘穴为任脉经穴，为胃的募穴，现代研究表明灸疗中脘穴可以调理反酸、恶心、失眠、癫狂和子宫脱垂。（　　　）

18. 眩是指感觉自身或外界景物旋转，晕是指眼花或眼前发黑，二者合称眩晕。（　　　）

19. 哮证是指一种发作性的痰鸣气喘疾患，发作时喉中有哮鸣声，呼吸气促困难，甚则喘息不能平卧。喘证是指以呼吸困难，甚则张口抬肩，鼻翼扇动，不能平卧为特征的一种病证。二者难以截然分开，故合称哮喘。（　　　）

三、单项选择题（下列每题的选项中，只有 1 个是正确的，请将其代号填在横线空白处）

1. 保健灸疗是中医"治未病"思想的具体应用，应依据年龄、性别等因素选用合适腧穴施灸，如小儿保健灸最常选用的穴位是＿＿＿。

A. 足三里　　　　B. 三阴交　　　　C. 命门　　　　D. 身柱

2. 艾灸调理对预防和治疗感冒有很好的效果，感冒常见有＿＿＿两种类型。

A. 风寒与暑湿　　B. 风寒与风热　　C. 气虚与阳虚　　D. 风热与暑湿

3. 艾灸调理妇科疾病有无可比拟的优势，＿＿＿穴是女性保健和防病治病施灸调理最常用的腧穴。

A. 足三里　　　　　B. 大椎　　　　　　C. 三阴交　　　　　D. 神阙

4. 易患过敏性哮喘、过敏性风疹、花粉症、药物过敏等疾病的群体，体质辨识应属____。

A. 湿热质　　　　　B. 气虚质　　　　　C. 特禀质　　　　　D. 痰湿质

5. 针对胃下垂，常于____穴施行温和灸，以升提阳气。

A. 大椎　　　　　　B. 膻中　　　　　　C. 命门　　　　　　D. 百会

6. 气虚质的形体特征是____。

A. 体型偏瘦　　　　B. 体型肥胖　　　　C. 肌肉松软　　　　D. 胖瘦均见

7. 灸疗____配穴能缓解感冒症状。

A. 风门、肺俞、合谷　　　　　　　　B. 风池、合谷、丰隆

C. 肺俞、中脘、列缺　　　　　　　　D. 风门、丰隆、合谷

8. 在痹证中，引起肢体关节肌肉疼痛、游走不定者应属于____。

A. 行痹　　　　　　B. 着痹　　　　　　C. 痛痹　　　　　　D. 尪痹

9. ____能较好地调理寒邪客胃造成的胃痛。

A. 隔姜灸　　　　　B. 隔附子饼灸　　　C. 隔盐灸　　　　　D. 隔蒜灸

10. 引起视疲劳的原因包括____、眼部因素、体质因素和精神因素。

A. 社会因素　　　　B. 环境因素　　　　C. 饮食因素　　　　D. 心理因素

四、多项选择题（下列每题的选项中，有 2 个以上是正确的，请将其代号填在横线空白处）

1. 阳虚体质主要有____等表现。

A. 畏寒怕冷　　　　B. 手足不温　　　　C. 精神不振

D. 刺痛　　　　　　E. 性格多疑　　　　F. 五心烦热

2. 灸疗风门穴能调理的病证有____。

A. 感冒　　　　　　B. 发烧　　　　　　C. 项强

D. 胸痛　　　　　　E. 荨麻疹　　　　　F. 咳血

3. 灸疗身柱穴可以调理____等病证。

A. 心慌　　　　　　B. 失眠　　　　　　C. 小儿夜啼

D. 抑郁症　　　　　E. 身形矮小　　　　F. 吐乳

4. 灸疗____穴具有健脾益胃的功效。

A. 脾俞　　　　　　B. 足三里　　　　　C. 中脘

D. 胃俞　　　　　　E. 章门　　　　　　F. 天枢

5. 下列属于月经病的是____。

A. 月经先期　　　　B. 月经后期　　　　C. 月经过多

D. 月经过少　　　　E. 痛经　　　　　　F. 月经先后无定期

6. 月经先期常见的病因是____。

A. 气虚　　　　　　B. 血虚　　　　　　C. 血瘀

D. 血寒　　　　　　E. 血热　　　　　　F. 肾虚

7. 痛经常见的病因是____。

A. 肾气亏损　　　　B. 气血虚弱　　　　C. 气滞血瘀

D. 寒凝血瘀　　　　E. 湿热蕴结　　　　F. 冲任不固

8. 注意力缺陷多动障碍的主要病因是____。

A. 情志失调　　　　B. 后天养护不当　　C. 饮食所伤

D. 感受外邪　　　　E. 脾胃虚弱　　　　F. 先天不足

9. 小儿泄泻的主要病因是____。

A. 感受外邪　　　　B. 伤于乳食　　　　C. 脾胃虚弱

D. 脾肾阳虚　　　　E. 情志失调　　　　F. 三焦失约

10. 癃闭的主要病因是____。

A. 外感湿热　　　　B. 饮食不节　　　　C. 饮食不洁

D. 情志失调　　　　E. 体虚久病　　　　F. 药毒所伤

五、简答题

1. 简述阳虚质的主要表现。

2. 简述感冒的基本概念。

3. 简述哮喘的病因病机。

4. 简述颈椎病的基本概念。

5. 简述脱肛的病因病机。

6. 简述咳嗽的病因病机。

7. 简述痔疮的病因病机。

8. 简述胃痛的主要表现。

9. 简述月经过多的主要表现。

10. 简述乳腺增生的主要表现。

六、操作题（要求简述病因病机、主要表现、蕲艾灸疗常用配穴，并按题目要求演示灸疗操作）

1. 简述感冒的艾灸调理，并演示风门穴隔姜灸。

2. 简述胃痛的艾灸调理，并演示中脘穴隔姜灸。

3. 简述泄泻的艾灸调理，并演示神阙穴隔盐灸。

4. 简述腰痛的艾灸调理，并演示腰阳关隔姜灸。

5. 简述颈椎病的艾灸调理，并演示大椎穴隔姜灸。

6. 简述阳虚质的艾灸调理，并演示关元穴隔附子饼灸。

7. 简述痛经的艾灸调理，并演示次髎穴隔姜灸。

单元测试题答案

一、填空题

1. 有痰无声 2. 近心窝处发生疼痛 3. 正常睡眠 4. 排便不畅 5. 单侧面部发病
6. 血热 7. 食入即吐 8. 厌恶进食 9. 五十肩 10. 阴阳平和质 偏阳质 偏阴质

二、判断题

1. √ 2. × 3. √ 4. × 5. √ 6. √ 7. √ 8. √ 9. √ 10. × 11. √
12. √ 13. × 14. × 15. √ 16. √ 17. √ 18. × 19. √

三、单项选择题

1. D 2. B 3. C 4. C 5. D 6. C 7. A 8. A 9. A 10. B

四、多项选择题

1. ABC 2. ABCDEF 3. ABCDEF 4. ABCDEF 5. ABCDEF 6. AEF
7. ABCDE 8. ABF 9. ABCD 10. ABDEF

五、简答题
略。

六、操作题
略。